3秒で心電図を読む本

Safety Driving on 12-lead Electrocardiogram

山下武志

序

「心電図と似た特徴を持つものを一つ挙げてください」と言われたら、皆さんはいったい何を思い浮かべるでしょう。私はきっと「英語」と答えると思います。それがなぜかと聞かれれば…長い時間をかけて勉強する割には実際の現場であまりうまく使えない、この点がよく似ているような気がするからです。

心電図は、身体所見、胸部レントゲン写真と合わせて、現在でも循環器病診断に必須な基本的ツールです。長い時間をかける勉強はある程度仕方ないとも思いますが、もっと実際の臨床現場で役に立つ勉強法や読み方はないだろうか？こんな疑問から本書は出発しています。そのとき、現在の英語教育が私の学んだ頃と変わっていること、「読み・書き」から、「聞く・話す」に変化していることがそのヒントになりました。

心電図の歴史を紐解けばすでに百年以上になります。ある意味で過去の叡智が古典として集積されています。だからこそ心電図を学ぶということはこの知識を蓄える、いわば英文法の勉強に近くなっている気がするのです。そこで―この本の目次を読んでいただけば分かると思いますが―私はこの古典的とも言える心電図所見に関する知識から思い切って離れて、心電図に対する視線と視点という実際の行動に重点を移してみました。だから、この本は12誘導心電図の教科書というよりその取り扱い方、いわば「心電図のトリセツ」と言えるものを目指しています。自分が毎日の臨床で心電図を前にどの順序で視線を動かし、どこに視点を置いているか？を紹介しています。同時にこれらの視線と視点は、実際の臨床現場で「心電図の速読術」として私自身が用いているものです。心電図を学び始める医学生から、実際の臨床をされている先生まで、心電図に触れたときに今までとは違う新鮮な感覚が生まれればと願っています。最後になりますが、前著と同じように今回もわがままな著者の意図を最大限生かすよう努力していただいた、メディカルサイエンス社の金原聖子氏にこの場を借りて厚く感謝致します。

2010年3月

山下武志

もくじ

1

はじめに…

心電図を3ステップで読んでみよう

「心電図が好き」という人は
そもそもどれくらいいるでしょう？

皆さんは日頃、心電図をどのように読み、どのように利用しているでしょうか？　この本は、長く利用され続けてきた「12誘導心電図」という臨床診断に有用な診断ツールを、あらためてもう一度、診断・医療技術が進歩したこの現在に合った形の読み方、使い方から考えてみようとするものです。

その前に…皆さんはそもそも「心電図」を自然に受け入れられるものと感じてきましたか？　私は今まで学生さんや研修医に出会ってこの質問を繰り返してきました。どちらかというと「できれば避けたいけれども避けられないもの。必要なものだから」といった回答が多かったように思います。一方で、実際の臨床現場を長く経験されてきた先生方とお話しすると、ほぼ大きく三つのタイプに分かれるように感じているのですが、いかがでしょうか？

A　心電図が好き、得意。細かなところをもっと深く読んでみたい

B　心電図に慣れた。パターンで認識しているので困ることは少ないが、好きというわけではない。臨床を行う上で最低限必要なツールとしてとらえている

C　はっきり言って嫌い。こんなものがなければ困ることは少ないのに、と思う

学生さんや研修医から聞く回答を思い浮かべながら比較してみると…、一部の人は若い頃から生理的に心電図が好きで、さらに医師として成長する中でもっと突き詰めたいと［A］のようなタイプになったのかもしれません。しかし、このような人は全体から見るとごく一部で、多くの人たちは生理的に好きという気持ちを持てないながら、臨床に必要だからと割り切って使いこなしている、あるいはもしかすると可能であればその世話になりたくないと感じている、そんな気がするのです。12誘導心電図は、今でも簡便な、そして循環器診療には欠かせない診断ツールですから、これはもう少しなんとかならないだろうかと私はずっと思ってきました。このような無意識的に生じる心理的抵抗があるのでは、心電図がツールとして役立ちにくくなるからです。そして同時に…明かしてしまえば、私自身も学生・研修医のとき、心電図がストンと心に落ちてこない、どちらかといえば好きになれないものだったことを思い出します。

では振り返って、心電図を生理的に受け入れにくくさせている原因は何なのでしょう。嫌われる原因を直視することも有用なのではないかと思うのですが、意外にたくさん挙がってくるかもしれません。

● そもそもある「電気現象」に対する苦手意識
● このビジュアルの時代に、古典的な「線」で表されるイメージのしにくさ、クラシックな感じ
● 「12個」も見なければならない誘導があること
● 心電図を読んだ結果（判読結果）、つまり心電図「所見」の利用しづらさ

苦手意識を引き起こすキーワードをかぎ括弧で示してみました。電気、線、12個、所見…いずれも共通の特徴を表しています。それは、実際の患者を診る・治療するという現実の医療行動からかけ離れているイメージです。そしてこれこそが、心電図が嫌われる一つの大きな原因だと思います。

さらに悪いことに、この臨床とかけ離れたイメージは、心電図を勉強するという手順にも侵食し、多くの人がそのイメージを強固にするきっかけを作っているように感じます。私が心電図を学んだとき、心電図には読む順序がある（王道がある）ということをまず習いました。その王道と呼ばれる順序をあらためて示してみましょう。

心電図を判読するときには…

(1) リズムを診断
(2) 電気軸を測定

(3)　Ｐ波の異常を判定
(4)　ＰＱ時間を測定
(5)　ＱＲＳ波の異常を判定
(6)　ＳＴ部分の上昇・低下を確認
(7)　Ｔ波（＋Ｕ波）の異常を判定
(8)　心電図所見の記入
(9)　総合的診断

これは心電図を学ぶ上で標準的な読み方とされている順序ですが、今、皆さんがあらためてこの順序を眺めたときにどう思うでしょうか。これを12個もある誘導を見ながら行うことになっています。実は…あらためて自分の行っている方法を考え直してみると、私は毎日の臨床でこの順序を守りながら心電図を読んでいません。というのも、はっきり言って今の時代、このような悠長な読み方をしていられる臨床現場ではないからです（もちろん、初心者が時間をかけながら勉強する過程ではこの順序が重要であることは今も変わらないと思います）。そして、そのような臨床現場を見たとき、学生さんや研修医もそんな雰囲気を感じてしまうのではないでしょうか。

古典的な心電図の読み方の手順、
これは初心者の勉強には有効でも、臨床現場で有効とは限らない。

そして、だからこそ、このような順序にとらわれない、むしろ現場での効率性を重視した「心電図のパターン認識」という読み方が、実際の臨床現場で有効に使われている気がします。これが、先に示した［B］のパターンの先生方が会得された方法で、多くの人がその有用性を認識していることでしょう。しかし一方で、このパターン認識を会得するにはある程度の臨床経験が必要になります。これは、経験からのフィードバックによって（あるいはそれによってのみ）パターン認識の精度が向上するからです。経験がなければ使えないというのも少し変な気がしますし、逆になかなか自信がわいてこない原因にもなっているのかもしれません。その結果、経験が積まれない限り、［C］のパターンになってしまうかもしれない、そんな気がするのです。そしてパターン認識を会得した場合でも、経験に合わない、あるいはパターンに当てはまらない心電図が出現したときにお手上げとなってしまう、これが心電図をさらに縁遠いものにしてしまうことでしょう。

だからといって、今「心電図」をすべて放棄して臨床を行うのは難しいことだと誰もが知っています。

何しろ、日本は未曽有の高齢化社会を迎えて、虚血性心疾患、脳梗塞、あるいはその原因疾患としての高血圧、糖尿病、不整脈、脂質異常症、メタボリックシンドロームが増加しています。予防、あるいは診断のツールとしてやはり心電図が手放せないことは否定しようもありません。

コモン・ディジースの増加する高齢化社会、これを心電図なしで渡っていくことは難しい。

このような時代に、12誘導心電図をどう扱えばよいのか？古典的な読み方の手順に代わるものはないのか？経験を積まなくてもパターン認識に勝る読み方・使い方はないのか？これらが、この本で解き明かしたい大きなテーマです。そして、それは今、私自身が臨床現場でどのように心電図を読んでいるのか？という問いに答えることになります。そうすることで、私が考える、時代に適合した、臨床現場で使える、新しい心電図の読み方の手順を提示したいと思います。

この時代に適合した心電図の読み方・使い方があるはずだ！

COLUMN

PQRST波の名前の由来

初めて心電図を知ったとき、どうして心電図波形はPから始まるのだろうという素朴な疑問を持ったことはありませんか？ Aから始まる命名法の方がむしろ自然に感じられます。その場合、A波、B波、C波になりますね。毎日心電図を見ているうちに、こんな素朴な疑問は忘れ去られがちです。このP波から始まる命名法の由来については諸説があり、ほのかな歴史ロマンの一面が感じられます。

栗田隆志博士によれば（*心電図* 2007; 27: 273 / 2008; 28: 565）[1),2)]

◎心電図記録を行ったアイントーベン博士（Willem Einthoven, 1860-1927）が、将来の技術の進歩によって新たな波形が前後に記録・発見される可能性を考え、アルファベットの途中から開始する命名を行った。実際に、彼自身が後にT波に続く波を発見し、U波と命名している。アルファベットの開始点としては、彼自身が得意とした幾何学で、曲線の最初の屈曲点がP（Point）と命名されていたことから、これにヒントを得て心電図最初の波形の名前にPを選択した。

◎現在の心電図が記録される以前に、すでにアイントーベン博士はワーラー博士（Augustus dsir Waller, 1856-1922）と共同で、流体による歪みの大きい心電現象を記録し、その生波形を…なんとA波、B波、C波と命名していた。その後、現在のような心電図が記録できるようになり、ABCDとは異なる命名法が必要になった。アイントーベン博士は、それ以前に心音図の可能性について言及しており、〝phono〟からPで始まる命名をすでに用いたことから心電図の命名にもそれをそのまま応用した。この時期、ワーラー博士は地図のルールに従い、上向きの波をN（北）、下向きの波をS（南）と呼称することを提唱していたので、Pから始まる命名法では、S波が最後の陰性波を指すことで一致する。アイントーベン博士は、彼が影響を受けたワーラー博士の功績を心電図の波形命名に留めたのかもしれない。

心電図で分かること、心電図でしか分からないこと ――心電図の強み

立場を変えて、今度は心電図の利点を考えてみましょう。誰でもすぐに思い付きますが、何よりも簡便に記録できるという点が最大の長所です。最近では心電計もとても小さくなり場所も取りませんし、記録時間もたかだか1分以内です。しかも、検査結果（12誘導心電図そのもの）がたちどころに、ほぼリアルタイムで手に入ります。この利便性は、胸部レントゲン、あるいは採血という一般的検査と比べても遜色がないばかりか、それを上回ると言ってもよいでしょう。さらに、心臓超音波検査などと違って、心電図記録の方法自体は誰でもすぐに覚えられますし、心電図波形が記録者によって変わるということもありません。このような利便性は、心電図を未来永劫存在させることになる大きな利点です。

一方、試しにこの利便性がなくなるとどうなるか考えてみましょう。ベクトル心電図検査というものをご存知でしょうか。心臓の電気現象をベクトルで表示する検査法で（想像するだけで難しそうな検査で

す)、かつて一世を風靡しました。しかし、理解しづらい、また記録に手間を要するということから現在はほとんど行われなくなってしまいました。もう一つ、似たような検査法に体表面心電図検査というものもあります。これは、12誘導ではなくて、胸・背中に多数の電極を貼り付け(胸部・背部の全面が電極だらけになります)、情報量を格段に増加させる検査法なのですが、やはり手間がかかりすぎるのが難点で、現在ではまれにしか用いられない検査となってしまいました。

12誘導心電図の最大の長所はその利便性にある。心臓の電気現象も重要なことには間違いないが、臨床現場ではその利便性を妨げてはならない。

かつて、心臓病の診断を、聴診を含む理学的所見、胸部レントゲン、心電図という三つのツール(三種の神器ですね)だけで行わなければならない時代が長く続いてきたことはよく知られています。芸術的なセンスも必要とされたでしょう。そして、その時代には得られる情報量が乏しいのですから、それぞれのツールを可能な限り駆使しながら正しい診断に導かねばなりませんでした。12誘導心電図を目の前にして、時間をかけながら細かい点まで読み尽くすといった感じなのでしょう。そして、そのような努力の積み重ねの中で、心電図を読むための細かな技が多数生まれたのだと思います。

しかし今、私たちには心臓超音波検査をはじめとして、心臓核医学的検査、冠動脈ＣＴ、心臓ＭＲＩあるいは心臓カテーテル検査など、多様な、しかも精密な検査手段があります。幸いなことに、三種の神器だけで診断しなければならないという状況からは解放されています。しかし一方で、これらの検査には医療費、時間、手間がかかり、すべての施設でできる検査ではないことも事実です。従って、患者がこれらの精密な検査を必要とするのか、あるいは必要でないのか、スクリーニングを行うという新たな作業が求められることになりました。

このように歴史を振り返って今を考えれば、心電図の位置付けが明確に分かるでしょう。古くから心電図はその「情報量が多い」という側面が重宝されてきましたが、今では「スクリーニングとしての利便性」が重宝される根拠なのです。心電図の精密度をいくら高めても種々の画像診断に勝ることはできません。心電図の不得意なところはそれが得意な検査に任せて、心電図はその利便性に専念すればもっと良い長所が見えてくるはずです。簡単に誰でもできる、一般の人たちに何の副作用もなく行うことができる、この時代に立派に通用する心電図の強みに徹した方がむしろよいのではないかと私は感じています。

心電図にあまり多くを求めない。
その利便性を重視して、総合的な見地に立ったとき、心電図の読み方が変わる。

これまで心臓病の分野をひとまとめにして述べてきましたが、この中にはさまざまな疾患があります。そして心電図という検査法にも、得手・不得手があるはずです。得手なものに関してはできるだけ心電図から情報を得るべきでしょうし、不得手なものは他の検査手段に早めに誘導した方が患者のためになることは当然の思考です。

心電図の得意分野は「不整脈」です。得意というよりむしろ、心電図がなければ診断できない分野です。これは心電図に頼らなくてはなりません。一方、不得手な分野というと（多くの先生に叱られてしまうかもしれませんが）、「不整脈以外の循環器病すべて」です。不整脈と違って、心電図だけで確実に診断できることは今の時代にあり得ないと思います。心電図を用いて、他の検査法に誘導する、これが心電図の役目なのです。そして、初めからこの単純な事実をきっちり認識していることが意外と重要な気がします。店に入って、置いていないものをずっと探していても無駄ですよね。店の特徴や売り物を知っていてこそ、初めてよい買い物ができるものです。

心電図でしか診断できない不整脈、心電図だけでは診断できない多くの循環器病。
心電図には得手・不得手がある。

時代に合った心電図の読み方 ──基本の考え方と三つのステップ

ここまで述べてきたような、時代に適合した新しい心電図の読み方に必要な項目をまずここでまとめてみましょう。

- 「心電図を読む」という堅苦しさから解放される
- 患者の診療との間に距離感がない
- 1枚の心電図を見るために長い時間を要しない
- 経験則から学ぶパターン認識とは違うもの
- 「利便性」という心電図の強みを活かす読み方
- 心電図にあまり多くを求めすぎない

こんなところでしょうか。読者の皆さんは他にこのような点があれば、と付け加えたくなる要素はありませんか？ そして、同時にこれだけの条件を満たす心電図の読み方なんてあるのか、と疑いたくなるかもしれません。

私はこれまでさまざまな場面で繰り返し強調しているのですが、医療は最終的にそのアウトプットがすべてだと思っています。もちろん、その過程も重要なのですが、アウトプットに対するきちんとした認識と反省があってこそ、初めてその過程が評価できると思っています。最近、循環器領域で多数行われている大規模臨床試験が解析対象としているのも、過程の細かな点ではなく、医師が行う医療行為のアウトプットと最終的な患者のアウトプットの関係であることはその象徴でしょう。

ひるがえって、すべての医師のとる行動は…いつも次の三つに集約されてしまいます。

1. 自信を持って放置する

2. 自分で治療する

3. 専門医に紹介する

この重要な判断は、患者をこのまま放置した場合にどのようなことになるのかという推測が基本です。何も不利益が生じないなら放置するのが正しい行為でしょう。多くの医療介入には何がしかの副作用があるからです。逆に、重篤な事態が起きる可能性が高いと推定すれば、その疾患の専門医にタイミングよく紹介することが患者の利益につながります。そして、その中間層の患者に対しては、さまざまな医療情報を用いながら自分で管理・治療することになるのでしょう。重要なのは、ここで三つの行動の選択を見誤らないことです。これは、自分自身のとっている行為をきちんと認識することに過ぎないのですが…。しかし、毎日連続的に臨床を行っていると、認識しづらくなること、その感覚が麻痺してしまうことがあり、これは私自身よく反省する点です。しかし、この認識が不十分であるとき、治療不要な患者が漫然と治療されていたり重篤な事態が十分に予想されたにも関わらず、適切なタイミングでの専門治療がなされなくなってしまうことにつながります。

そして、このような患者診療における基本的な判断・選択を行うためのツールとして心電図を使おうと開き直ったとき、初めに羅列した項目（17ページ参照）を満足する心電図の読み方が生まれます。

では、私の考えるその読み方の基本的な考え方をここでまず示しておきましょう。何よりも重要なこと、それは、「医療のアウトプット判断」という単純な目的のために（病態を推定するとか、最終診断をするとか、そんな高尚な目的でなく）、「心電図の強みに集中する」（心電図の不得手は利用しない）ということだと思います。新しい目的が決定され、新しい目的までの遵守事項が定まれば、当然その道筋、心電図の読み方は異なったものになるはずです。

心電図の強みに集中したとき、読み方が変わる！
心電図の強みに集中したとき、心電図すべてを見なくてよくなる！

心電図の強みに集中するためにはどうするのでしょうか。これは、逆説的な表現をすれば、12誘導心電図のすべてを見ないということになります。「捨てる」ところがあるから、重要な部分に集中する読み方ができるようになるのです。この「捨てる」という行為は、心電図を読む目的からも要求されます。医療介入のアウトプットを決めるという単純な目的であれば、細かな心電図所見はその目的にとって不要なものになってしまうからです。そして、同時に…これが最終的にこの本の目指すところですが、見ない部分があるということによって、自分の視線・視点が心電図のどこにあるのかが意識できるようになります。これが、心電図を読む上での私の基本的な考え方です。

振り返って、今、心電図を読むとき、自分の視線・視点がどこにあるか認識できているかどうかを考えてほしいと思います。長く見慣れてしまった感のある心電図、なんとなく漠然と見ているということはないでしょうか。それもよく分かります。莫大な目的と膨大な情報量の提示を前にすると、人間はそのような対応で処理せざるを得ないからです。しかし逆に、自分の行っていることをただきちんと認識するだけで、気持ちがクリアーに、そして楽になることも事実です。そして、これは心電図を読むという行為にも同じように当てはまります。つまり、自分の行為を認識しないまま「漠然と見る」イメージからまず脱却することが必要です。この基本的な考え方に沿ったとき、心電図を見る順序は8～9ページに示した順序ではなくなります。その順序は次の三つのステップに集約されてしまうでしょう。

十二誘導心電図は3《スリー》ステップで読む！

1. 患者の血行動態を類推しよう！

患者の血行動態把握は、意識、血圧、脈拍が基本ですが、次に心臓がどのようなリズムであるか、これが重要なポイントです。心臓の調律は第Ⅱ誘導で見ます。患者の血行動態を推測するために、まず第Ⅱ誘導を左から右に視線を動かしながら見ます。

2. 患者のポンプ機能を類推しよう！

次に心臓で最も重要なこと、これはポンプ機能です。ポンプ機能はもちろん心電図だけから判断することはできませんが、正常か異常かの推定ができます。ＱＲＳ波がそのヒントです。Ｐ波、ＳＴ部分やＴ波はポンプ機能に関する情報を与えてくれません。限られた誘導の、ＱＲＳ波を上から下に視線を動かして見ます。

3．患者の症状の原因を推し量ろう！

患者の症状にはさまざまなものがあるでしょう。しかし、見逃していけないもの、さらに心臓のリズムでもなく、ポンプ機能に関わるものでもない…と考えると限られてきます。それは虚血です。症状の有無で視線の動かし方が変化します。

ここでは、まだ心電図を読む実感がわいてこないかもしれません。しかし、古典的な読み方の手順とは全く異なり、まず簡略化されていること、次に患者診療の視点が取り入れられていることに気付いていただきたいと思います。

では、新しい心電図の読み方を始めてみましょう。

心電図を読むために自分の視線と視点を意識すること、
これが時代に合った新しい心電図の読み方。

2

自分の
視線と視点を
意識してみる

まず現状を知ることからすべてが始まる

ここに1枚の心電図を提示してみます。この心電図を今、毎日の臨床で普通に行っている方法で読んでみてください。どのようにカルテに記載しますか？　そして、それよりもっと重要なこと、心電図のどこをどのような順序で見ているでしょうか？　それをしっかりと意識してください。今、自分がどのような視線を使いながら、何を見ているかという視点を明らかにすること、そこからすべてが始まります。

どこを、どのような順序で見ているかを意識して、この心電図を読んでください。

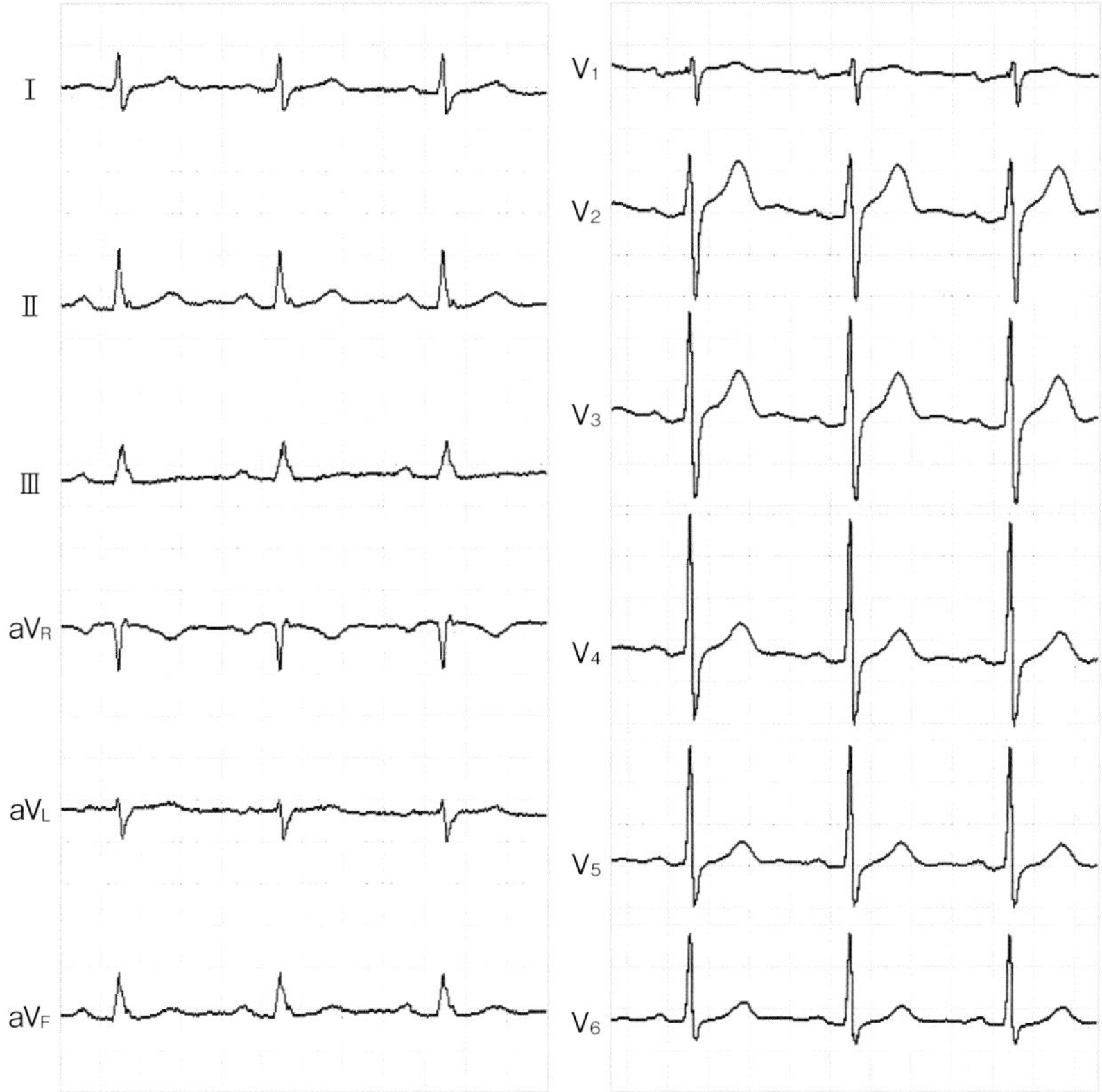

回答は…心電図所見として「正常」です。そして、ほとんどの方がそのように回答すると思います。通常なら、「では、次に進みましょう」ということになるのかもしれませんが、ここで重要視するのは、所見ではなく、むしろあなたの視線・視点です。どのように視線を動かして、何を見て「正常」と判断したのでしょう？

大変面白いことですが、「正常」という回答は皆さん同じなのですが、この心電図を見る視線・視点は人によって実にさまざまです。かつては学生さんや研修医に、今では後期研修医に対して同じ質問をすることがありますが（もちろん、この場合は何か所見のある心電図を提示します）、人によって心電図を見るときの視線の動かし方、そして視点が異なるのです。私の経験した例を幾つか挙げてみましょう。

Aさん「あなたの視線と視点がどのようであったか、教えてください」という質問に…

具体的に答えられない。「全体を」あるいは「漠然と」という回答が返ってくる。

これは実に興味深い回答で、私には物事の本質を反映する、ある意味で素晴らしい回答に映ります。素直さや謙虚さが感じられることが、個人的に好感が持てる大きな要因なのかもしれません。学生さんや研修医に多く見られることなのですが、この場合、次に「では、どうしてあなたは正常だと判断したのですか？」と聞くと、「異常がないから」と答える、あるいは異常がない箇所を気付いた順序で挙げていく（洞調律で心拍数は…、STの上昇や低下がなく…など）ことが多いようです。そして多くの場合、なぜか「ST部分の低下がない」ということが強調される傾向があります。いずれにせよ、本人は当初全体を一括して見ていたつもりなのですが、「どうして判断したのですか？」という質問が投げかけられて初めて、「意識して心電図を見ていなかった」ということに気付くことになるのでしょう。そして、その結果、ランダムに視線を動かしながら、所見を並べていくことになるのだと思います。

案外、自分が心電図のどこを見ているか、気付いていないことが多い。

Ｂさん「あなたの視線と視点がどのようであったか、教えてください」という質問に…

「リズムは…。電気軸は正常で、Ｐ波は正常。ＰＱ時間は…」と具体的に順序よく回答する。

これは十分に予想される回答で、一部の学生さんからこのような回答を得ることができます。真面目な学生さんに多い気がします。これは８～９ページにある、教科書的な心電図の読み方の手順に沿ったものです。そして、このような答え方は、研修医、後期研修医の順に徐々に少なくなります。これは医師としての経験を積むにつれ、このような順序で心電図を読む時間がもったいないという、当たり前のことに気付いてしまう結果なのでしょう。しかし、この読み方はやはり王道であることに間違いはありません。ただ、この場合、次のような質問をしてみます。「何を見てリズムを判断したのでしょう？Ｐ波のどこを見て正常と判断したのでしょう？ＰＱ時間はどこを見ましたか？」。こう聞くと、だんだん怪しくなり、「ＰＱ時間は第Ⅱ誘導で…」というように、先ほどの順序とは異なり、自分が意識している順序に変化してきます。この場合は、視線の動かし方の順序は強引に記憶したけれども、自分の視点を意識できていない可能性が高いように感じるのですが、いかがでしょうか？

王道と言えども真似をするだけでは不完全。
なぜか、意識は目の前にある心電図そのものではなく、王道自身に向いてしまいやすい。

Cさん「あなたの視線と視点がどのようであったか、教えてください」という質問に…

心電図を指でなぞりながら同時に言葉を流暢に話す。

不思議なことに、経験を積めば積むほどこのような回答が多くなります。聞いていても、不自然な感じがしないばかりか、時には自分よりも細かな所見に気付いていると感心することすらあります。しかし、この素晴らしい回答は、プレゼンテーション能力が優れていることを示していると思いますが、必ずしも視線・視点を自分で意識していることを示しているわけではないとも感じます。というのも、多くの場合、指でなぞる順序が心電図ごとに異なるからです。自分の知識や、経験に照らし合わせながら、目立つ所見から順に提示していることが多いようです。つまり、この回答は、パターンとして記憶されているバリエーションが多く、同時にプレゼンテーション能力も高いことを反映していて、視線・視点は心電図ごとに異なるのでしょう。このような場合は、全く正常な心電図を前にすると、指が動かなくなってしまいがちです。

パターン認識してしまうと、パターン認識した心電図ごとに異なる視線・視点となりやすい。
そのとき、パターンに合わない微妙な心電図所見ほど迷いやすくなる。

Dさん「あなたの視線と視点がどのようであったか、教えてください」という質問に…

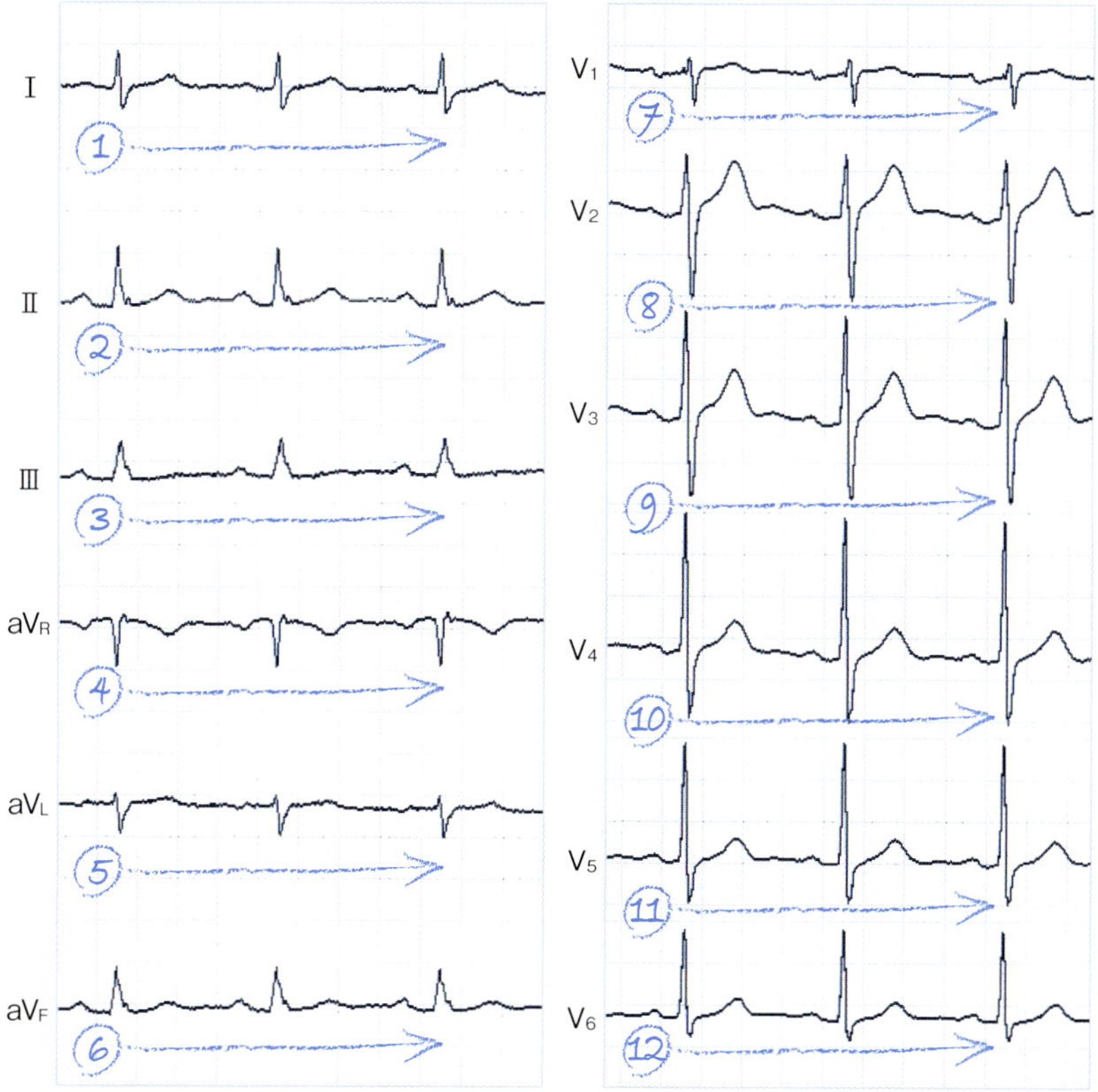

指で指しながら、同時に考えながら、言葉は少なめ。ただし、心電図に対する指のなぞり方はいつも一貫している。

この回答は意外と多いパターンです。指のなぞり方は多くの場合、上のようになります。

なんとなく分かるような気がしませんか？私にはその心情がよく分かります。所見を見逃してはいけないという気持ちが伝わってきます。しかし、心電図すべてから、洩らさず情報を得ようとすればするほど…その習慣が身についてしまったとき、いつしか「慣例」になってしまいがちです。そして、いつの間にか、自分の視線と視点を意識しなくなってしまう、そんな気がするのです。

「慣例」に陥らないためには、視線の動きと視点に特定の目的意識を伴う必要がある。

ここまで幾つかの代表例を示してきましたが、この「あなたの視線と視点がどのようであったか、教えてください」という質問に対する回答は驚くほどバリエーションが多いので、もう一度25ページの心電図を見て、あなたはどうなのかをあらためて自問自答してほしいのです。

このように読む人によって読み方のバリエーションが多いということは、いったい何を意味しているのでしょうか。それは、とても興味深いことを教えてくれていると思うのです。心電図の所見それぞれについての講義や書物は溢れるばかりなのですが、そもそもの心電図の扱い方自体に関する講義や記載は案外少なかったのではないでしょうか。例えが適切かどうか分かりませんが…自動車のエンジン、ラジエーター、アクセル、ブレーキなどそれぞれに関する知識や情報は溢れていて、それをいくら頭に詰め込んだとしても車の安全運転はなかなかできません。逆に、自動車の部品それぞれに関する知識は少なくても、教習所に通えば安全運転はできるようになります（ついでに運転免許ももらえます）。そこで学ぶことは…前方確認、後方確認、バックミラーの調整、アクセルの踏み方など、部品に関する知識とは全く異なる、「順序立てて、意識をして、行動する」ということです。部品の知識だけで運転しようとすると、その方法は多様になりますし、結果的に危険な運転方法になってしまうかもしれません。では、部品の情報は無意味なのでしょうか？ 決して無意味というわけではありません。しかし安全運転の方法を知ってからこそ、初めて生きてくる知識なのです。きちんと運転できてから部品に関する知識を持てば、車種の選定や車のメンテナンスなどもうまくなり、運転もより快適になるはずです。そう、「行動」に関する知識と「部品」に関する知識は別物なのです。いずれも大事なことには間違いありませんが、それをどのような順序で体得していくか、これがもっと重要だと私は考えています。

部品に関する知識をいくら詰め込んでも安全運転はできない。その前に安全運転をする行動に関する知識が必要。

この本は、そのようなわけで「心電図のトリセツ」を目指しています。心電図所見の細かなところではなく（自動車の部品ではなく）、心電図を前にして順序立てて、意識して行動する方法（自動車の運転）を明らかにしてみることが目的です。従って、この本を読み終えたとき、心電図を読む視線と視点がいつも一貫していてかつ自分でそれを意識している、人に対してそれを言葉にして表現できる、さらに医療行動に結び付けることができる、そんな心電図の安全運転を目指したいと思います。その前に…まず今の自分がどのように心電図を読んでいるかをしっかり認識すること、これが最初の一歩です。

12誘導心電図を見る私の視線の動き

12誘導心電図を見る「視線の動き」について書かれた本は、私の知る限りありません。従って、どのような視線の動かし方が正しいかを論じることはなかなかできません。というわけで…まず私の視線の動かし方を紹介するところから始めます。この章では、まず視線の動かし方について述べますが、「視点」については次章以降に詳しく述べます。視点があってこその視線の動きなので、両者の間には強い関係がありますが、ともかく視線の動きに注目してみましょう。

では、私の視線を図示してみます。何度も出てくる心電図で、飽きてしまいますが、実は私自身の12誘導心電図です。私は、この心電図に示された矢印の方向に、示された番号の順序で視線を動かしています。

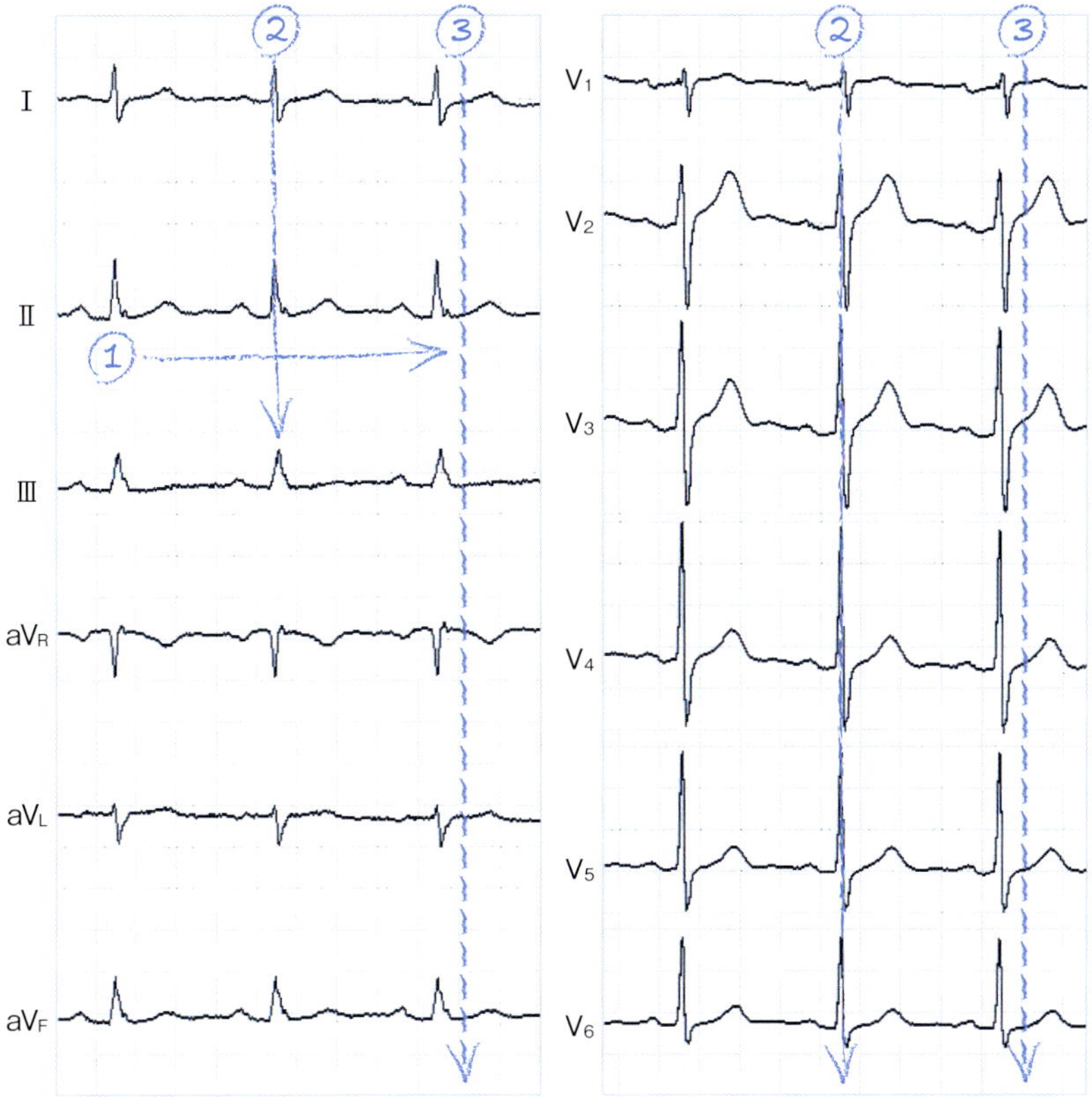

パッと見てすぐに気付かれるかもしれません。そして、驚かれるかもしれません。自分が自分の視線を意識し始めた頃、私自身が一番驚いたことです。それは…私は12誘導心電図のすべてを見ていない、一部しか見ていないということでした。こんな読み方で、心電図を読んでいると言ってよいのでしょうか？

昔を思い出せば、もっと心電図のすべてを見ようとしていたと思うのです。そう、前節で例示した回答と同じです。しかし、いつのまにかこのような視線の動かし方に固定されてしまいました。なぜ、このようなことになってしまったのか？これが私の持った初めの疑問でした。

大学の医局に入り、心電図・心臓電気生理学の研究室に配属された当時、企業の健康診断で記録された心電図を判読するというアルバイトがありました。思い起こすと、この経験が大きくその後の心電図の読み方に影響したのだろうと思います。数時間で数百枚の心電図を判読するという作業でした。短い時間しか費やすことができない、対象者に関する情報は限られている（患者ではないですから、そもそも自分の目の前にはいません。何か症状がないですか？ と聞きたくなってもどうしようもありません）、そして健康診断ですから疾患を持った人を見逃してはならないという、相反する幾つもの悪条件が重なっています。心電図をただ漠然と眺めるだけでは済みませんし、気が付いたところだけを記載するのでは心もとない気がします。2、3年間繰り返した頃でしょうか、確実に自分の心電図判読の方法が変わってきたことに気付きました。重なった悪条件を克服する方法、それは心電図の一部をしっかりと見る、そこはなんとしても見逃さない、同時にそれで心電図のすべてを見たときと同じ効果を生み出すように…変わったのだろうと思います。

ある意味で心電図の一部しか見ないという、この自分の視線の動かし方を意識し始めてから、その後外来でその方法の妥当性を自分で検証するようになりました。今度は患者さんですから、健康診断とは異なり同時に多くの情報が手元にあります。その情報と心電図から読み取る情報と照らし合わせてみました。そして、この単純な視線の動かし方と心電図をすべてくまなく見ようとする方法の間に、得られる情報の差があるか、あるいは視線を単純化することで見逃しがないかを自問自答し続けました。その結果、分かったのは「心電図の一部は見なくてよい」ということだったのです。現在行っている外来では、時間が限られているため、むしろこの視線の動かし方を用いることで、心電図判読に要する時間を短縮しようとさえしています。

考えてみれば…実はそんなに的外れではないとも思うのです。そもそも、aVR誘導はほとんどの人が昔から見ていないのではないでしょうか。それはおそらく、心電図を学びたての頃、「この誘導は見なくていい」と誰かに教えてもらったからだと思います。あるいは、たとえばV3誘導を左から右にしっかりと見るという人もあまりいないことでしょう。そもそも、「V3誘導の正常な波形とは？」と言われても、私にもそのイメージがあまりわいてきません。おそらくパターン認識で心電図を見ている場合も、無意識的に心電図の一部を抜き出して診断しているのだと思います。

そもそも心電図をすべて見ていないのだから、意識的に見るところと見ないところを決めておこう。できるだけ、効率性を重視して見る場所を決めておこう。

自分の視線の動きについて私の感じたもう一つの特徴は、視線が横に移動した後、いつの間にか縦に移動する、ということでした。ただ、これは気付いてしまえばあまりにも当然です。

心電図の横方向は時間軸なので、横方向について得られる情報は、「時間」と「心臓の心拍」の関係です。これは、12個の誘導で12回、同じ検討をする必要がありません。どこかの誘導一つで十分なはずです。だから、視線の横の動きは基本的に1回となります。心電図の縦方向の目盛りは電位差を表していますが、心電図の誘導が多数並べられているのは、心臓の電気活動がどのように空間分布しているかを示すためです。だから、その空間分布を感じるためには、どれか一つの心拍に注目して、視線を1回縦に動かすことが必要になります。

効率的に心電図を読もうとする気持ちがあれば、視線の動きは最小限になる。
そのとき、反復する視線の動きは省略され、
最終的に、横方向に1回、縦方向に1回動かすことが効率的だと分かる。

三つ目の特徴は少し細かくなります。横方向に、縦方向に動かすことは分かったとしても、どのラインに沿って動かしているかという点です。横方向のラインを選択することは比較的単純です。昔から、「第Ⅱ誘導を見よ」と教えられてきました。第Ⅱ誘導は、他の誘導に比べてP波、QRS波、T波が明瞭で同定しやすいからです。このラインを選択しましょう。では、縦方向のラインはどうしましょう？ 選択は限定されます。P波？ QRS波？ ST部分？ T波？ どれを選びますか？ もちろん全部というのは理論的な正解ですが、効率性から現実的な正解と言えません。ここでは…もしかすると「ＱＲＳ波派」と「ＳＴ部分派」に分かれてしまうかもしれませんが、私は圧倒的に「ＱＲＳ波派」を支持します。ＱＲＳ波には情報量の多いことがその根拠です。

心電図の横方向には第Ⅱ誘導のラインを、縦方向にはＱＲＳ波のラインを選択して、この順序に視線を動かす。

ここまでは、どの心電図でも同じようにどこを見ているかという意識を強く持って、心電図を読むことにします。横方向に1回、縦方向に1回（事実上、縦方向は左にある肢誘導で1回、右にある胸部誘導で1回の計2回ですが）なら、注意力も持続することができます。

これで終了！　としたいところですが、ＳＴ部分派の意見も無視できないので、同じようにＳＴ部分についても縦方向に視線を動かしています。そのとき自分で気付いていること、それはＳＴ部分についての縦方向の視線は、患者によって自分の払っている注意力が異なるということです。目力が違うというのか、一生懸命見ている場合とそうでもない場合があるということでした。そんなに患者によって差別をしていいのでしょうか。これについてはまた後ほど述べたいと思います。

ＱＲＳ波のラインをなぞった後、
患者によって目力を変えながらＳＴ部分のラインでもう一度縦方向に視線を動かす。

これが、私が12誘導心電図に対して毎日行っている基本的な視線の動かし方です。いつもこの動きを意識していますから、「どこを見ていますか」と聞かれると、「この順序で視線を動かして、今ここを見ています」と答えることができます。なんだかこれで大丈夫なの？と思われたかもしれませんが、「前後を注意した後、自動車のドアを開けて、車に乗り込み、車を動かそうとする」順序のような感じだと思ってください。まだ、自動車は動いていません。ここでは、それまで行ってきた自分自身の視線と、私が行っている視線の動きが同じかどうか、異なる場合はどのように異なるか、自問していただければと思います。

視線の順序を考える

前節では、私が12誘導心電図のすべてを見ていないこと、視線の動きを最小限にしていることを説明しましたが、その視線の順序について根拠は示しませんでした。しかし、この順序にも一定の目的があります。人間の注意力は、一般的に物事が始まるときに最も集中することが知られています。時間が経過すればするほど、徐々に注意力が低下します。残念ながら、これは人間の持っている性ですからどうしようもありません。

新しい心電図を見た瞬間が集中力のピーク。その後、徐々に集中力は低下する。

このことに気付けば、心電図を見る視線の選択だけでなく、視線を動かす順序も同じように重要だということが分かるはずです。そして、その答えはすごく簡単！

患者にとって重要な順序があるはず。重要なことほど初めに見る必要がある。

もう、お気付きでしょう。電気軸にどのような意味があるのでしょうか。P波は患者にとってそんなに重要なことでしょうか。古典的な心電図の読み方の順序（王道）は確かにオーソドックスで、心電図の細かな所見を見逃さない、あるいは見逃さない癖をつけるという意味において、心電図の初学者に対しては極めて有効な方法です。それなのに、なぜそのままの形で臨床現場に引き継がれないか？ その原因は意外に「人間は集中力を持続し続けることができないから」というとても単純な理由なのではないかと思うのです。逆に、このように開き直ってしまえば、心電図を見る新しい順序が自然に決定されてしまいます。

まず最も重要なこと、これは患者の今現在の血行動態をおいて他にありません。次に重要なこと、これは患者の将来の血行動態を予想することでしょう。これはできません。でも、想像したり、感じたりすることはできます。そのためには、患者の現在の心臓のポンプ機能を推定することが重要です。そして、これで患者の命に重要な血行動態に対する構えができたことになります。では、その次に重要なことは何でしょう。それは、患者の訴えそのものだと思います。訴えは患者によって異なり、何か病気らしいな、と感じる場合から非特異的な愁訴だな、と感じる場合まで多種多様です。患者の訴えは、血行動態を確保・予想してから、次に対処すべき重要な問題になるでしょう。

視線の動きの順序、これは患者にとっての重要度が決定する。
①血行動態把握、②その予想、③症状の診断、この順序で視線を動かすと、
横1回、縦1回、症状に合わせて目力を変えながら、もう一度縦1回になるはずだ。

本書では、先に用いた例えで言うところの、「自動車の部品」について詳しく記そうとは思っていません。どのように自動車を安全に運転するか、これがまず重要だと思うからです。だから、電気軸やP波についてはあえて記述していません。自動車の運転のしかたが分かれば、部品に関する知識は自然に増えていきます。誰でも運転免許を取れば自動車の運転がしたくなります。車を購入したくなります。それと同じ原理です。さあ、ここで学科教習の時間は終わりました。視線の動きと順序、これがキーポイントだということを心得て、路面教習に出てみます。

次章から、心電図を見る視点について説明します。心電図を見る視線と視点が定まれば…誰もが安全運転できるのと同じように、誰もが患者にとっての標準的な心電図判読ができるようになるはずです。

3

1st《ファースト》ステップ…

第Ⅱ誘導を
左から右に見るとき

第Ⅱ誘導を左から右に見る目的

12誘導心電図を目の前に置いた瞬間、私はまず第Ⅱ誘導で左から右に視線を動かします。これは習慣になっていますから、皆さんもぜひ「自然にそうしてしまう」というくらい習慣にしてほしいと思います。自動車のドアを開けて乗り込もうとするときに、まず前方、後方確認をすることと同じような感覚です。

心電図を見る順序を習慣にしよう! ただし、「慣例」にしてはいけない!

慣例にしないためには…このとき、自分が何を見ているか、つまりその視線の動きではなく、何を見ているかという「視点」を持っていることが重要です。そして、何を見ているかという視点は、何のために見るのかという「目的」によって決定されます。目的がない場合、往々にしてただ漠然と眺める見方になってしまうことはごく自然なことです。

心電図を見る「視点」――視線ではなく、ある一点を凝視するということ、これは心電図を見る「目的」が決定する。

ここで、この第Ⅱ誘導を見る目的は、「今現在の患者の血行動態を推定する」ことでしたね。血行動態が、私たちの行うべき医療アウトカムの大枠、緊急度をまず決定してしまうからです。ひるがえって、血行動態を推定するツールは心電図だけではないことは言うまでもなく、むしろ、心電図はその一助に過ぎません。

血行動態の把握には

- **患者の意識状態**
- **脈拍**
- **血圧**

がまず何よりも重要で、さらにその参考所見として心電図が役立つと考えられます。意識のない患者に12誘導心電図を一生懸命つけている姿がいかに滑稽かを想像してみればすぐ分かるでしょう。心電図を装着する時間があったら、まず脈をとり、触知できなければ、心臓マッサージを行い、しかる後にＡＥＤ（自動体外式除細動器）の手を借りることになるわけですが、これはそのことを象徴しています。

しかし、意識、脈拍、血圧だけの把握で十分なのかというと、誰もが異を唱えると思います。意識はしっかりしているけれども脈拍が触れにくいとき、血圧が低いときにはどうするのでしょう。当然のことですが、脈拍・血圧を作り出しているのは心臓が収縮するという現象、つまり「心拍」です。そう、心拍に関する情報が先の三項目には欠けているのです。

第Ⅱ誘導を見る目的、それは心拍に関する情報を得ること。

脈拍数と心拍数ははっきりと異なる概念であることを認識してください。心臓が電気的に興奮する回数が心拍数、そのうち有効な収縮が生じ、触知可能な血圧を生じさせた回数が脈拍数です。従って、心拍数が不適切に多くなりすぎたとき、心臓は十分な収縮をその回数だけ作り出すことができず（心臓の拡張・収縮にはある一定の時間が必要なので、追従できないわけです）、一部の心拍は脈拍数としてカウントできないことがあります。期外収縮という不整脈では、余計に１拍心拍数が増加するにも関わらず、脈拍数としてはむしろ１拍抜けてしまうのはこの典型例です。

正常な洞調律では心臓の電気興奮と収縮が一対一の関係にあり、心拍数と脈拍数が常に一致します。これが正常と言われるゆえんです。逆に、脈拍数が正常だから心拍も正常だ、とは言えないわけです。心拍数が極めて高く、放置するとさらに上昇し、やがて脈拍数が急速に減少してしまう（心拍が有効な心臓の収縮に至らない）という危険な状態もあり得るのです。

従って、血行動態を把握するためには

- **意識**
- **脈拍**
- **血圧**
- **心拍**

が必要であり、心拍の情報を得るために第Ⅱ誘導を見るということが分かります。

「あまりにも当然のことではないか、それならば第Ⅱ誘導ではなく、12誘導心電図に同時に記載されている心拍数を見ればいいのではないか」と言われてしまいそうです。たしかに「今」というある一点のタイムポイントにおいては、そのとおりです。心拍数が正常ならば、それでとりあえずオッケーという判断は間違っていません。病棟のモニター心電図では必ず心拍数が連続的に表示されていますが、モニター心電図所見そのものより心拍数が重要視されていることはそれを支持しています。では、この回答が正解であるならば、第Ⅱ誘導より心電図に記載されている心拍数の記載に視点を合わせた方がいいことになってしまいますが…。

心電図を記録したときの「今」と、心電図を見ているときの「今」は一致しているか？

そう、この両者は必ずしも一致していません。心電図を見ているとき、心電図を記録した「今」は、すでに「過去」となっています。ある例を想像してみましょう。心電図を記録しているとき、意識・脈拍・血圧・心拍数（心拍ではありません）は正常で、診察しようと思ったら突然患者の意識がなくなり、脈拍が触知できなくなった場合を…。極端ですがあり得ることです。そして後から見直してみるとそのサインは…記録された心電図の心拍数には表れていなくても、第Ⅱ誘導に表された心拍の情報に見てとれることがおそらく多いでしょう。

もうお分かりいただけたでしょう。血行動態の把握に重要な患者の意識、脈拍、血圧は、瞬時瞬時の指標なのです。ある一点のタイムポイントに関する重要な情報ですが、測定した次の瞬間には突然変化してしまう可能性があります。時々刻々変化する血行動態に関して、すぐ近い将来の予測をこれだけの情報から行うことは困難です。そして、心拍数という情報もこの限界を免れ得ません。しかし、心拍数ではなく心拍に関する情報全体は、すぐ近い将来に関する予測を与えてくれます。そして、これが心拍数ではなく、第Ⅱ誘導に視線を合わせる目的なのです。

第Ⅱ誘導を見る本当の目的―心電図を記録した時点の心拍数を知るだけでなく、「今」そして「すぐ近くの将来」の血行動態を推定するため。

この目的を持って第Ⅱ誘導を見終わったとき、あなたは次の三つの回答を選択することになるでしょう。選択できないときは「第Ⅱ誘導に視線を合わせたけれども、見ていなかった」ということにほかなりません。三つの回答は以下のとおりです（人間の選択は往々にして、三つの選択肢に限定されます。医療のアウトプットでもそうでした）。

1. 今、そして近い将来、血行動態については何の心配もいらない［白］
2. 今、そして近い将来、血行動態は危険でないとは断言できないが、ほぼ大丈夫だろう［灰色］
3. 今、そして近い将来、血行動態は危険である、あるいはその可能性が高い［黒］

正常洞調律か、不整脈かは誰でも分かる
――難しそうに感じられる不整脈の命名法は意外と簡単

第Ⅱ誘導に視線を合わせる目的が決定されてしまえば、同時にその視点は自然に定まります。簡単でかつ可能性の高いものから片づけていくことが、理にかなっているからです。日常の臨床で最も可能性の高い選択肢は、［白］です。

正常洞調律と自信を持って確認し、［白］をまず片付けよう！

正常洞調律という言葉は簡単ですが、どのように片づければよいのでしょう。視点をどこに置くのでしょうか。私は、Ｐ波、ＱＲＳ波、ＳＴ部分、Ｔ波を、はっきりこれだと指摘できて、かつＰ波が上向き、心拍数が50～１００拍／分で規則的であるときを「正常洞調律」と呼んでいます。ただこれだけなのですが、「なぜ正常洞調律と言えるのですか？」と聞くと、モゴモゴしてしまう学生さんにたくさん出会いました。

第Ⅱ誘導を見る第1の視点 ―― これがP波、これがQRS波、これがT波とはっきり同定すること。その同定に迷うことがなく、かつP波が上向きで心拍数が50～100拍／分で規則的ならば正常洞調律。これで［白］、第Ⅱ誘導は終了！

つまり、ほとんどの患者で、第1の視線であった「第Ⅱ誘導を見る」という作業はここで終わりになります。簡単ですね。

では、このように断言できないとき、次に何を見るのでしょう？ この場合は、すでに［灰色］か［黒］になります。そしてこのときは必ず、「不整脈」と総称される何らかの心拍の異常があるはずです。しかし、「この患者は不整脈です」とか「あなたは不整脈です」と言ってみたところで、実態は何も解明できていません。そして必ず次に、「どんな不整脈？」と聞き返されることになることも必定です。そのとき、どのように答えればよいでしょう。「早い不整脈（頻脈性不整脈）」、「遅い不整脈（徐脈性不整脈）」とまでは答えることができるでしょうが、きっと質問は終わりません。十分なコミュニケーションには、そのためのツール、「言葉」が必要です。どんな不整脈かを表現する言葉が必要になるわけです。

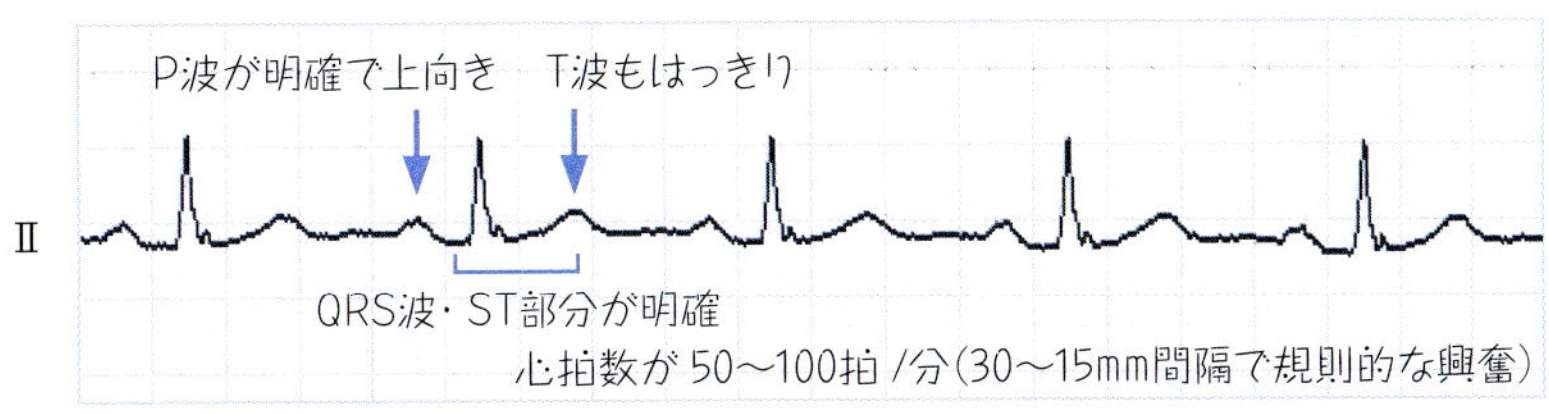

「白」でない場合には、どのように白でないのかを表現する言葉が必要。不整脈の名前、命名はそのためのツール。

視点は、「不整脈」と自分が考える心拍に移ります。まず、頻脈性不整脈から始めてみましょう。そのとき、「多い」と感じた不整脈の心拍を一つ選んで、まずそのQRS波に注目してください。注目するのは、そのQRS波の形でなく、その幅（QRS時間）です。何mmと測定（正確でなくて構いません）してみます。必ず3mm未満か3mm以上かのどちらかになりますが、これが異常な心拍に関する大きな情報になっています。

第Ⅱ誘導を見る第2の視点 ― 不整脈と考える心拍を一つ選んで、そのQRS波の幅を測定する。3㎜未満なら心房（心室の上という意味で上室ということもある）が、3㎜以上なら心室が原因の不整脈。

この視点から、少なくともその不整脈が心房（上室）性の不整脈か、心室性の不整脈かを表現することができるようになりました。

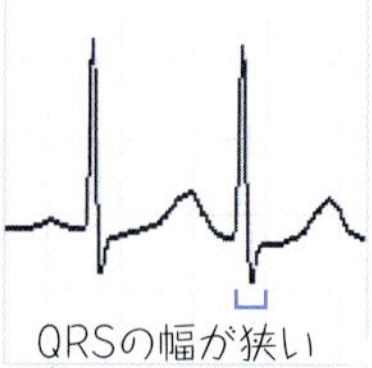

QRSの幅が狭い
（3mm未満）→ 心房性

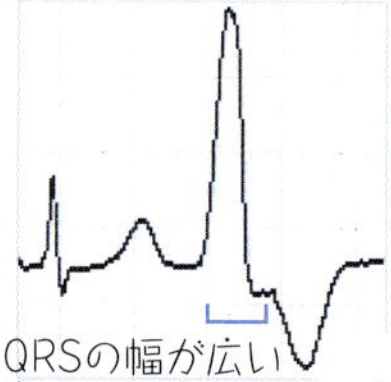

QRSの幅が広い
（3mm以上）→ 心室性

なぜこんなに簡単に不整脈の発生部位が分かってしまうのでしょう。心房が原因の不整脈ならば、その電気興奮は必ず房室結節、ヒス束、脚を通って、心室を興奮させます。このとき心室の興奮形態は正常洞調律と同じになりますから、ＱＲＳ幅も正常な洞調律と同じように３㎜未満になるのです。心室が原因であれば、心室の興奮はその発生部位からジワッと心室全体に興奮が拡がることになり、この場合、正常な興奮とは異なる興奮形態となるためＱＲＳ幅が３㎜以上になるのです。「もともと脚の興奮伝導に異常があったら？」とか、「変行伝導の場合は？」とかさらに細かい質問が出てきそうですが、それはひとまず無視して進みましょう（専門家ですら、迷うことが多いのですから）。

不整脈の原因部位が分かれば、あとはもう少しです。どこから発生しているかが分かったのですから、どのように発生しているかを叙述するだけです。不整脈発生の様子は、経験的に次の4パターンに分けられています。

- **期外収縮…1拍だけ余計に出るもの**
- **頻拍…3拍以上持続し、その異常な発火頻度が100～250拍／分のもの**
- **粗動…持続し、その発火頻度が250～350拍／分のもの**
- **細動…持続し、その発火頻度が350拍／分以上、もしくは数えられないもの**

次ページに、ＱＲＳ幅の狭い実際の心電図を例示します。

期外収縮

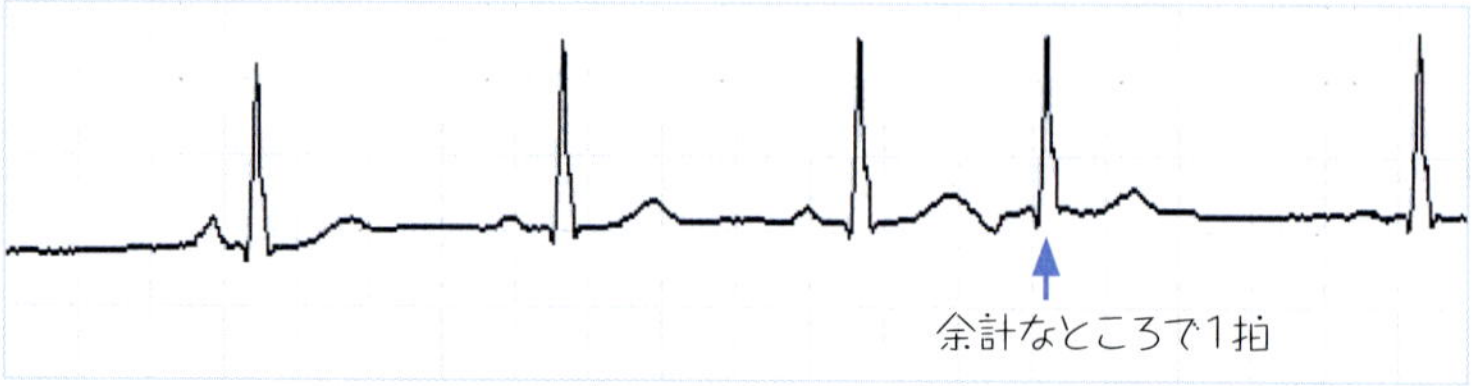

頻 拍

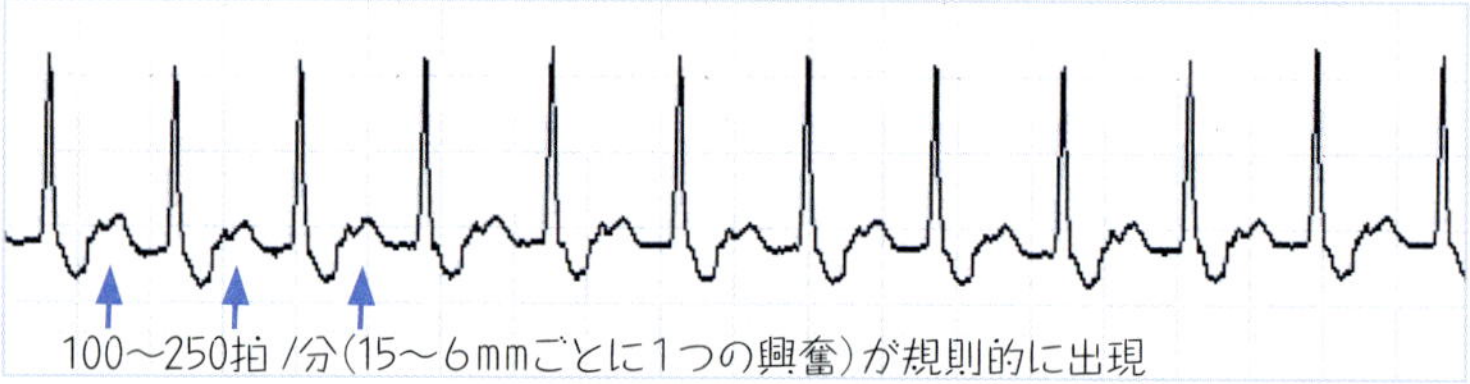

粗 動

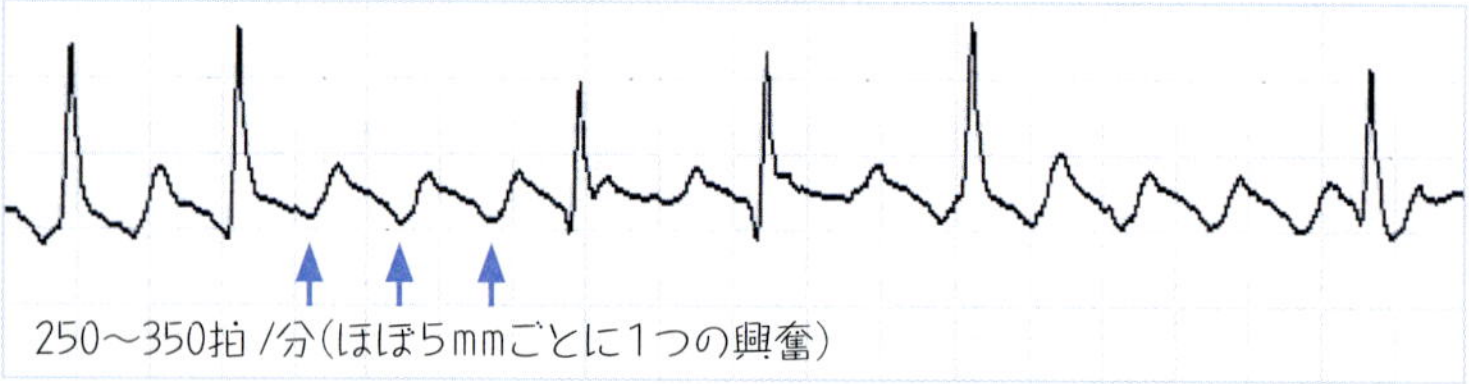

細 動

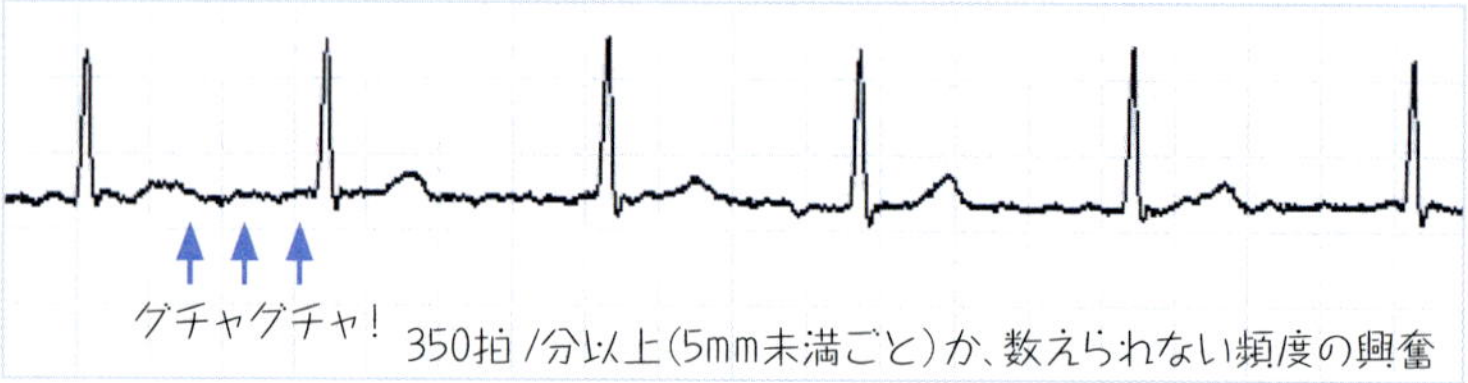

5mm ごとに1拍=300拍 / 分、10mm ごとに1拍=150拍 / 分、
15mm ごとに1拍=100拍 / 分を覚えていれば便利です。

心房性不整脈と考えたら、心房興奮の発火頻度に注目しましょう。つまり、不整脈と考える部分にあるＰ波（のようなもの）を意識して数えてみるのです。Ｐ波のようなものが見当たらなければＱＲＳ波で代用して構いません。１拍だけ余計であれば「期外収縮」、持続していればその発火頻度を数えて、２５０拍／分未満なら「頻拍」、２５０〜３５０拍／分なら粗動、３５０拍／分を超えているようなら「細動」です。心室性不整脈と考えたときには、同じようにＱＲＳ波（のようなもの）を意識して数えるのです。この場合は、Ｐ波と違ってその波が見えにくいということはありません。視点をそこに合わせれば、確実に数えることができるはずです。

これで、もう頻脈性不整脈の命名はできてしまいました。発生部位と発火の様子をつなげれば、それがその不整脈の名前です。「心房性」で「粗動」なら、「心房粗動」です。「心室性」で頻拍なら「心室頻拍」です。次ページに図にしてまとめてみました。

第Ⅱ誘導を見る第3の視点 ── 不整脈と考える心拍の発火頻度（心房性ならP波、心室性ならＱＲＳ波）を見る！ その発生の様子は…期外収縮、頻拍、粗動、細動の4パターンしかない。

これで頻脈性不整脈を見て、自信を持って命名できるはずです。なぜならば、これはパターン認識では

頻脈性不整脈の命名法

不整脈の発生部位

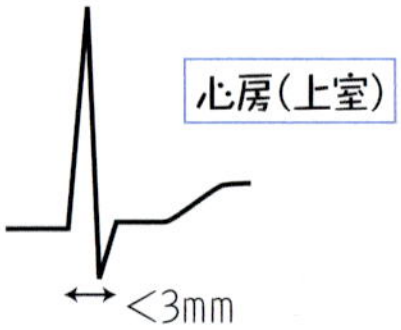

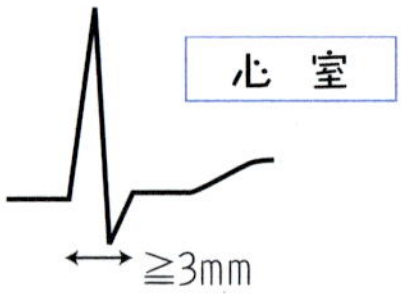

×

不整脈発生の様子

期外収縮	1つ余計に心拍出現
頻　拍	3連発以上持続・100〜250拍/分
粗　動	250〜350拍/分
細　動	350拍/分以上〜数えられない

命名してみよう！

Ⓐ

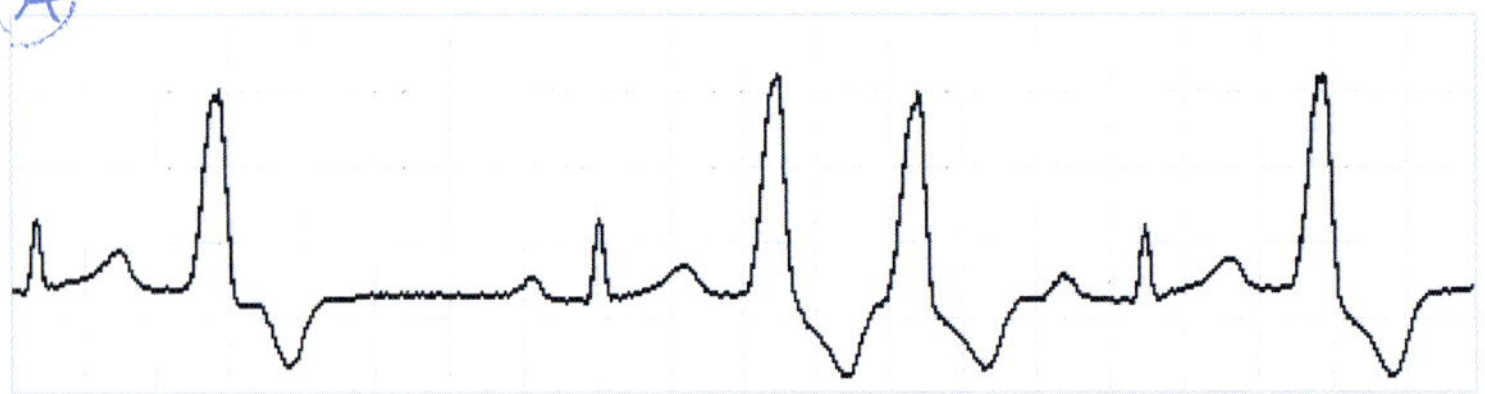

Ⓑ

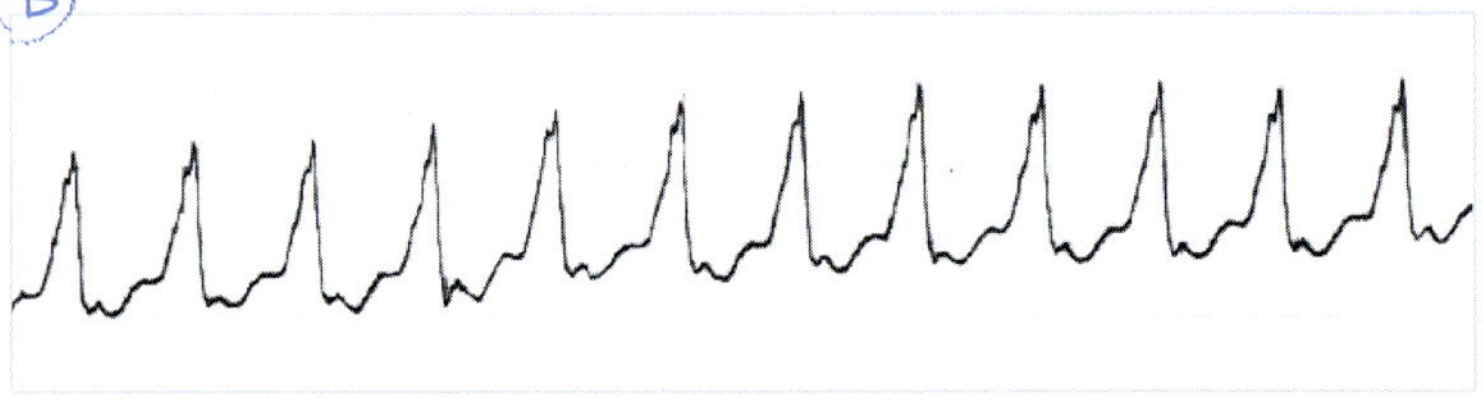

答え Ⓐ QRS幅が3mm以上(心室性)×余計な心拍が出現(期外収縮)=「心室期外収縮」
Ⓑ QRS幅が3mm以上(心室性)×QRS波が8mmごと(187拍/分:頻拍)=「心室頻拍」

なく、「自分の視点」とその「判断基準」を自ら意識できているからです。

不整脈の診断は、ともすると不整脈の心電図を漠然と見ながらその典型例を一つのパターンとして記憶し（心房細動はこのパターン、心室頻拍はこのパターンというような感じです）、目の前にある心電図が記憶しているパターンのどれに近いかを思い出すという作業になりがちです。この場合、パターンに当てはまらない非典型的な心電図を見たとき、すぐにお手上げになってしまいます。しかし、視点を意識する方法を用いると、どのような頻脈性不整脈でも同じ手順で、同じ基準で命名できることになるでしょう。

「視点」とその「判断基準」を意識すれば、どんな心電図でも命名できるようになる。

では次に、徐脈性不整脈の命名に移りましょう。これは頻脈性不整脈よりもっと単純です。徐脈性不整脈には、たった2種類しかないからです。それは、「洞機能不全症候群」と「房室ブロック」です。

洞結節から電気興奮が生成されないために生じる洞機能不全症候群では、そもそも電気興奮がないのですから心電図はフラットになります。まっすぐな基線が記録されているのが特徴です。房室ブロックでは、心房から心室への興奮伝導が不良のために徐脈になるわけですが、心房は正常に興奮しています。つまり、徐脈のときにも規則的な心房興奮、つまりP波があるはずです。

第Ⅱ誘導を見る第4の視点 ── 徐脈性不整脈では、その最も長いRR間隔に注目し、そこにP波があるかを見る！ なければ洞機能不全症候群、規則的なP波があれば房室ブロック。

房室ブロックだと判断した場合には、その程度を命名する必要があります。これは少し大変ですが、定義を覚えてしまいましょう。

● **第Ⅱ度房室ブロック ウェンケバッハ型**：心房興奮（P波）のほとんどは心室（QRS波）に伝導するが、数拍に1拍心室に伝導しないもの。心房から心室への興奮伝導時間（PQ時間）が徐々に延長して、心室に伝導しなくなるもの

● **第Ⅱ度房室ブロック モービッツ型**：心房興奮のほとんどは心室に伝導するが、数拍に1拍心室に伝導しないもので、心房から心室への興奮伝導時間が一定のもの

洞機能不全症候群

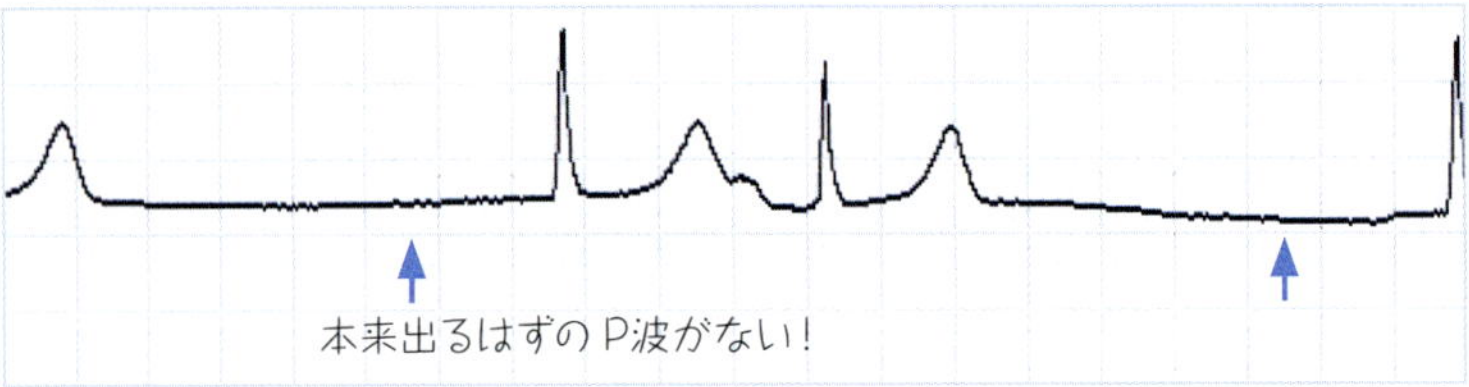

房室ブロック

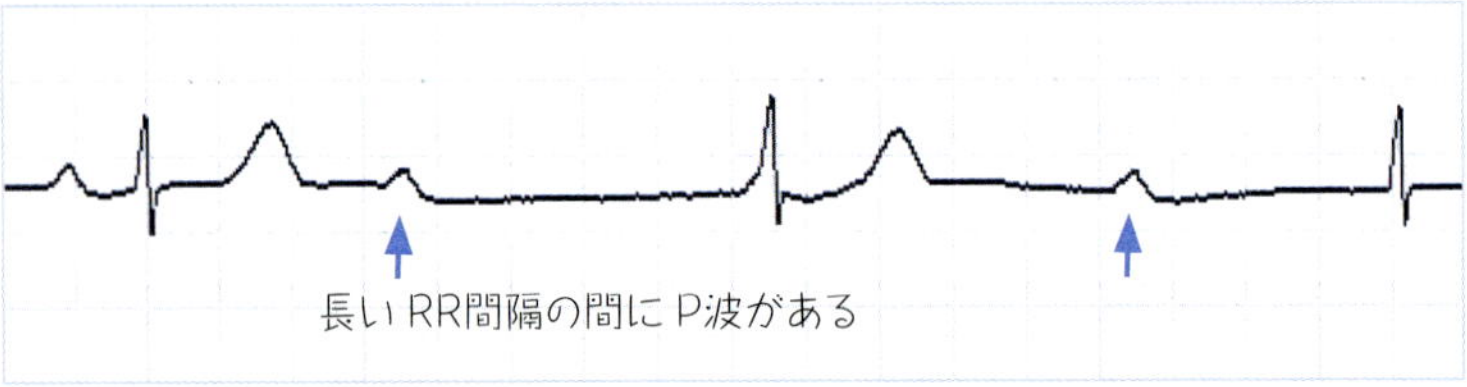

- **高度房室ブロック**：心房興奮のうち、まれに心室に伝導するもの
- **完全房室ブロック**：心房興奮のすべてが心室に伝導しないもの

このうち、高度房室ブロックと完全房室ブロックは、臨床的には全く同様の意義ですから、無理やり分類する必要はありません。つまり、第Ⅱ度房室ブロック（まれにＱＲＳ波が脱落する房室ブロック）の分類だけを行えばよいのですが、これも簡単。

第Ⅱ誘導を見る第5の視点 ── 第Ⅱ度房室ブロックでは、徐脈で注目した「ＱＲＳ波のないＰ波」の、前の心拍と後の心拍のＰＱ時間を測定する。同じならばモービッツ型、前のＰＱ時間が後のＰＱ時間より長ければウェンケバッハ型。

心電図を見ればなぜそのようになるかはすぐ分かるはずです。

ウェンケバッハ型

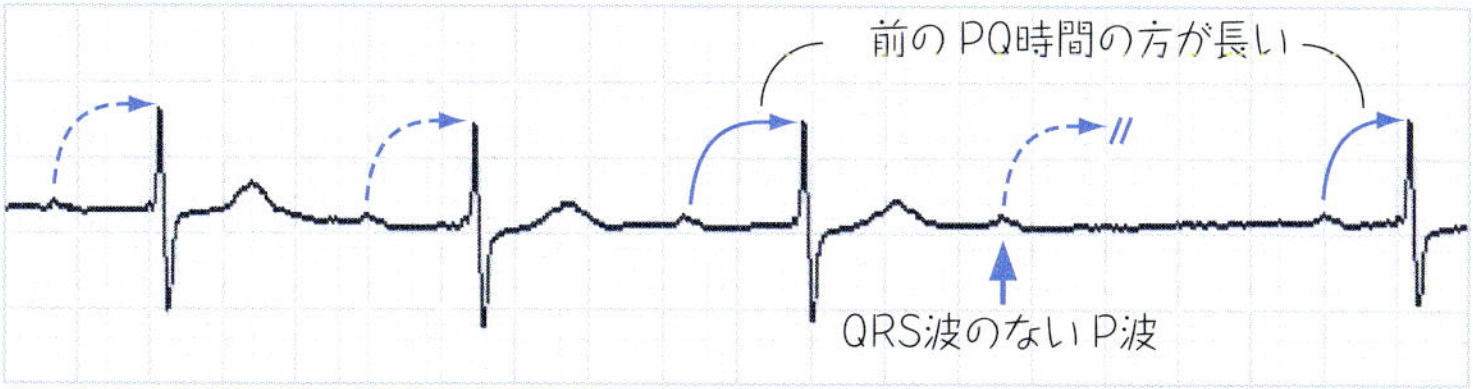

モービッツ型

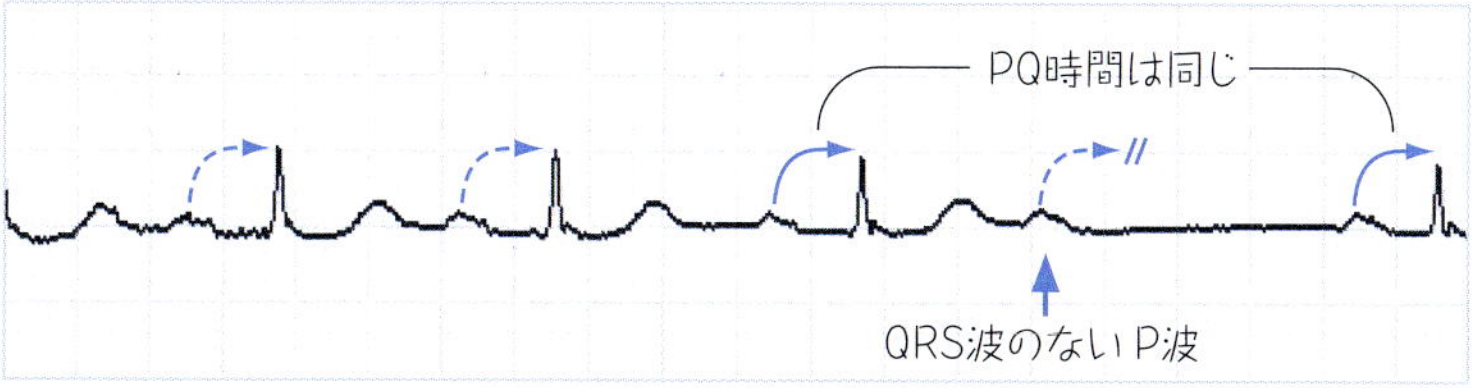

第Ⅱ誘導を見るという視線の動きの中で、この五つの視点に注目すればすべてのプロセスが終了です。すべての不整脈の命名も終わったことになります。五つの視点を覚えるだけで、不整脈を他人に伝えることができるようになりました。

COLUMN

心電図の自動診断

最近用いられている心電図記録装置には、コンピューターによる心電図自動診断機能が付いているものが多くなりました。この診断機能は当てになるものでしょうか？ 一言で言えば、コンピューターが「正常」と診断したものは、私が見てもいつも「正常」です。ところが、「異常」と診断されているものの中に、私が見ると「正常」と診断するものが結構含まれています。

これではコンピューター診断は使えないのかと思われる方がいるかもしれませんが、「白」を素早く片付けるためには有用だと思います。コンピューターが正常だと判断したものにはあまり時間をかけないという使い方をする限り、有用な利用法だと思います。

この1stステップから導かれる医療のアウトプットは？

さて、これで第Ⅱ誘導に視線を合わせて、その目的を認識しながら視点を定めました。視点を伴う視線になったはずです。そして同時に、その正常・異常を他人に対して正確に伝えることもできるようになったはずです。しかし、第Ⅱ誘導を見ると決めたときの目的はこれで達成されたでしょうか？

第Ⅱ誘導を見て、不整脈の命名ができたとしても…
［灰色］か［黒］の選別はできていない！

不整脈の命名イコール［灰色］か［黒］の診断ができる、というわけではないことを認識しましょう。不整脈の命名は、他人に伝えるためのツールに過ぎません。命名に加えて、命名された不整脈に関する医療情報が［灰色］・［黒］の判定に必要なのです。不整脈の命名はその入り口です。もちろん、命名ができなければすべてが始まらないのですから、残念がる必要もありません。

これは…「アクセルを踏めば速度が上がり、ブレーキを踏めば停止することを知っている」という状態に似ています。これだけで十分でしょうか？ 現実的には、自分の車がどのような性能を持っているかという知識、道路標識に関する知識、法定速度に関する知識が運転に必要でしょう。しかし、アクセル、ブレーキと車の動き方の関係を知らないのでは、何も始まりません。

［灰色］か［黒］かの判定は…
心電図だけからは得られない。第Ⅱ誘導から命名した不整脈に関する知識が重要。

これはすべての疾病に当てはまります。病名の診断ができたからといって、即、その診断が医療のアウトカムに結び付くわけではありませんね。その疾病に関する知識が必要です。それと全く同じことなのです。

このような不整脈の診断名から、どのように［灰色］あるいは［黒］を判定し、どのような医療アウトカムにつなげるのかについては、前著『不整脈で困ったら』（メディカルサイエンス社）に示しました。参考にしていただければと思います。ここでは、心電図の安全運転、その１stステップを確実に身に付け、自分の視線・視点が以前よりずっと自ら意識できるようになったことを認識してください。しかし安全運転の教習はまだ終わったわけではありません。次に、2ndステップの視点を習得しましょう。

4

2nd《セカンド》ステップ…

QRS波を
上から下に見る

QRS波を上から下に見る目的

第Ⅱ誘導を見て、現在、そしてすぐ将来の患者の血行動態把握に結び付ける作業が終わったら、次に何をすべきでしょう。第Ⅱ誘導からすぐ将来のことを予想できたとしても、その予想の範囲はたかが知れています。数分から数時間と言ったところです。これで終わりというわけにはいきません。臨床的には、もう少し長い将来のことを予測して医療行為を決定する必要があります。では、それはどのようにすればよいのでしょうか？　また、心電図を見てそんなことができるのでしょうか？

もう少し長い将来にわたる患者の血行動態は、言うまでもなく現在の心臓のポンプ機能が規定しているでしょう。ポンプ機能が正常なら「大丈夫」と言えるのは当然です。健康診断なども含めてすべての患者全員に心臓超音波検査をして、心臓のポンプ機能を直接見ることができれば、これが最も信頼できる方法だと思います。しかし、そんなことは現実的には不可能です。ただ、この発想は心電図を見る順序にヒントを与えてくれます。

患者の将来像を予測するために、心臓のポンプ機能を推定しよう。
では、実際にポンプ機能を直接見る心臓超音波検査では…いったい「何から」見始めるだろう?

心臓超音波検査のプローブを患者の胸に当てたことのある人は多いと思います。あるいは実際にプローブを当てたことのない人でも、まず何が画面に現れることを期待するでしょうか。そう、心室の収縮が画面に現れるようにプローブの当て方を工夫するはずです。誰も初めから「心房」を画面に表示させようとプローブを動かす人はいません。

同じことです。心房の情報を表すP波から心電図を見始めるという習慣には目的意識が欠けていると思います。これはP波に情報がないと言っているわけではありません。心臓超音波検査では、心室の情報を得た後に心房の情報を見ようとします。心室の情報を得る前に心房の情報を得たとしても患者の全体像が見えにくくなるからです。

心室の情報（QRST波）を得る前に心房の情報（P波）を得ても、全体像が見えにくくなるだけ。

ここで心電図の王道、P波から読み始めることの弊害が分かると思いますが、もうすでにほとんどの方がP波から心電図を読むということはしていないでしょう。自然な感覚です。では、心室の情報のうち何から見ているでしょうか。実は…多くの人が、ST部分あるいはT波から心電図を読み始めてしまうという現実がありそうです。なぜでしょう。幾つかの理由を挙げることができます。

(1) **心電図を一目見たときに目立つ**（心電図1枚の面積の中で、ST部分やT波の占める面積が大きいからでしょう）

(2) **判断する基準が容易**（ST部分は基線にあること、T波は上向きであること、実に簡単です。基準が分かりやすいものから見てしまう習性が人間にはあります）

(3) **ST部分やT波が、心臓病の中で重要な虚血性心疾患と関連しているという知識がある**

あらためて考えると、(1)や(2)の理由は医療としての根拠がないことが分かります。では(3)はどうでしょう。ST部分やT波の変化が必ず虚血性心疾患の存在を意味するものならば、もっともな理由になると思います。しかしST部分やT波の変化は非特異的なものが多く含まれるので、それほど当てにならないのです（これは第5章でもう少し詳しく述べます）。さらに、虚血性心疾患があったとしても、その治療方針や緊急度は、そのときの患者の血行動態やポンプ機能によってずいぶんと変わってきます。心機能が良好なものと不良なものでは、虚血性心疾患の意義が変わってくるからです。

ＳＴ部分やＴ波には虚血を判断する手がかりがあるかもしれない。しかし、それよりももっと重要なことは…今現在の患者のポンプ機能だ。ポンプ機能を把握できてこそ、虚血性心疾患の治療が始まる。

このようにして除外条件で進めると、見なければならないもの、それはＱＲＳ波以外になくなってしまいます。では、ＱＲＳ波を見るべきであるという積極的な理由はあるでしょうか？

「興奮収縮連関（EC coupling）」という有名な用語があります。心臓の電気的な興奮が収縮を規定しているという生理学的な用語です。電気的な興奮がなければ収縮は生じません。このように、電気的な興奮と収縮の間に密接な関係があるのであれば、ポンプ機能を推定するために心室の興奮、つまりＱＲＳ波に注目するという行為は極めて自然なものでしょう。

興奮収縮連関という言葉は…「心電図のＱＲＳ波を見よ！」ということを教えてくれる。

ここで習慣を大きく変化させましょう。〝Change !〟です。そして〝Yes, we can !〟です。意識すれば、必ず習慣は変えることができるはずです。まずP波を見ていた人、ST部分やT波に目がいっていた人は、その習慣を捨てて、意識的にQRS波から注目する習慣をつけてください。

そして、このときもう横に視線を動かしても意味はありません。一つの誘導に注目して横に視線を動かしても、同じ形のQRS波を何度も見ることになるだけです。これは、心臓の収縮の様子をただ一つの方向から何度も眺めているようなものなのです。

目の前に奇妙な動きをしている物体があり、そして「この奇妙な動きはどのようなものですか?」と聞かれたら、あなたはどうするでしょう? 普通、その動きを色々な方向から見てみようとするでしょう。同じことです。一つの方向から見ていても全体の動きは分かりません。

物の動きは、いろいろな方向から見て初めて把握できる。

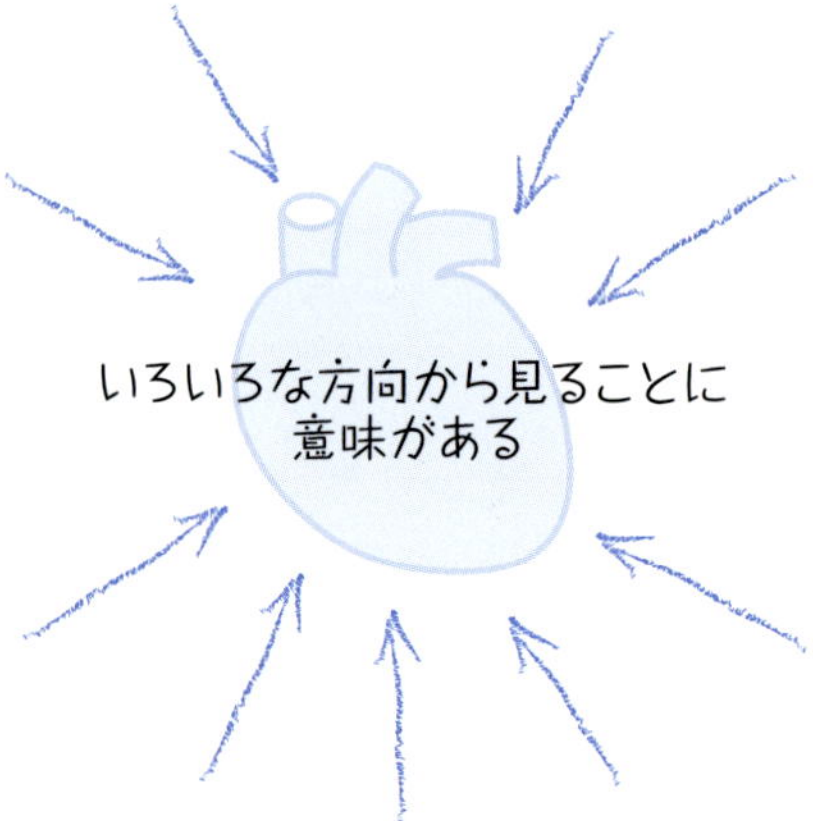

このために心電図には空間的な情報が含まれているのです。「12誘導心電図」という言葉は、12個の方向から見た心臓の電気興奮という意味です。

奇妙な動きをする物体を見るときと同じように、さまざまな方向から心臓を見てみようとすることはごく自然な感覚です。これは、心臓超音波検査でも、造影剤を用いた左室造影でも、あるいは心臓ＭＲＩ検査でも、同じことをやっているのですから。一方向だけの情報では当てにならないからです。同じことを心電図で行えば、それは…ＱＲＳ波に注目しながらさまざまな誘導から見てみようと、視線は12誘導心電図を上から下に動くことになるはずです。

心臓のポンプ機能を推定しようとすると、ＱＲＳ波に注目しながら視線は上下に動く。

これが、心電図を見る２ndステップです。この意識はちょうど、「車の運転席に座ったらまずシートベルトを着けましょう」に似ています。シートベルトと同じように、心電図を見るときにはその２ndステップとして、ＱＲＳ波を上から下に見ることを習慣にしてほしいと思います。そして、そのとき初めて診療の安全性が確保されることになるでしょう。

そして、この目的を持ってＱＲＳ波を見終わったとき、あなたは次の三つの回答を選択することになるでしょう。選択できないときは、それは「ＱＲＳ波を中心に上下に視線を合わせたけれども、何も見ていなかった」ということにほかなりません。三つの回答は以下のとおりです。

1. 患者のポンプ機能は正常だ〔白〕

2. 患者のポンプ機能は正常ではないけれども、それほど傷んでいないようだ〔灰色〕

3. 患者のポンプ機能は不良である〔黒〕

心電図のＱＲＳ波を見てこんな判断ができるのだろうか、と思った方は多いと思います。また、ＱＲＳ波を見ろと言われてもいったいどこを見るのか、と思われた方も多いでしょう。しかし、シートベルトを着けるだけでは車は前に進みません。シートベルトを着けて、そしてその後、実際に車の運転を始めるのです。

「異常Q波」という用語に惑わされていないか？

車を運転するずっと前から、アクセル、ブレーキ、クラッチあるいはギアという言葉は知っているでしょう。では、自動車教習所で実際に車の運転をしたときに、この知識は有用だったでしょうか。あるいは、実際に運転するときの感覚として、これらの言葉があなたの脳裏に浮かびますか？　知識と行動の間には大きなズレがあります。無意識のうちに知識が行動につながってこそ、初めて安全運転が達成されます。逆に、意識的に脳に知識や情報を思い起こさせるレベル（「今、アクセル」、「ブレーキを踏んで」、「ギアをセカンドからサードに」と意識しながら運転する）では、安全運転に程遠いことは誰もが想像できます。

心電図の話でもなく、はたまたＱＲＳ波の話でもないという意味で話の内容は二重に横道に逸れましたが、同じようなことが心電図にもある、そして心電図の読み方をわざわざ複雑にしていると思うことがあるのです。

それは…ずっと昔から使われてきた「異常Q波」という用語です。私自身もこの用語には長い間悩まされ続けました。「異常Q波」という重要な所見があることを知ると、すべての心電図で「異常Q波を見逃していないだろうか?」と自問自答しなければなりません。QRS波を中心に上下に視線を動かそうとしても、その視線の動きはなかなかスムーズなものになりません。脳が邪魔をするのです。「異常Q波があるのではないか…」と囁くからです。

「異常Q波」という知識は、心電図の読み方をぎこちないものにする。

ちょうどこれは、車の運転をするときに、アクセル、ブレーキを頭の中で無理やり意識しながら運転することに似ています。運転はまずぎこちなくなります。あまりにも当然のことですが、目指すところは「意識せず自然な運転ができるようになる」ことです。つまり…「異常Q波」を意識せず、QRS波を見るということができなければならないと思います。

そこでまずこの「異常Q波」を頭から離すことをしておかなければ、QRS波を上下にスムーズに見るという習慣がなかなか付きません。ここで、まずそれをやっておきましょう。

では、そもそも「異常Q波」とは何を指すのでしょうか。Q波はQRS波に現れる最初の下向きの振れですから、これはすぐ理解できます（ちなみに、上向きの振れはR波です。R波に続く下向きの振れがS波です。つまり、心室の興奮を表す振れのうち、下向きから始まった場合、それをQ波と呼ぶことになっています）。では、Q波の前に位置する「異常」とはいったい何なのでしょう？学生時代から使ってきた用語ですから、あらためて聞かれると戸惑うかもしれませんが、学生さんに聞いてみると…

- 正常ではないQ波
- 幅が広いQ波
- R波の高さの四分の一以上の深さのあるQ波

などの答えが返ってきます。これらはすべて間違っていません。そのとき、私はこう聞きます。「正常ではないってどういう意味？すべての誘導でQ波の幅を測定したり、R波の高さとの比を調べるの？aV_R誘導にあるQ波はどうなの？」と。そしてどんどんと現実的ではないことが分かってきます。そう、使い慣れてしまったからこそ、なんとなく分かったような気がしているのですが…。そして、定義が曖昧だったり、現実的でなかったりするから、なかなか異常Q波に関する自信に結び付いてきません。まずここでその定義をはっきりさせておきましょう。

頭の中できちんと定義されないまま、日常生活で使い慣れてしまった言葉は恐ろしい。お互いの誤解を生む原因になるし、自信を持って対処できない原因にもなる。

まず一般的に現在用いられている異常Q波の定義を示します。

(1) Q波の幅が0・04秒(1㎜)以上 で、かつ
(2) Q波の深さとR波の高さの比が0・25以上のもの です。

しかし、忘れられがちなのですが、さらにただし書きが付いています。それは、次のようなものです。

(3) 第Ⅱ、aV_F誘導でQを伴わない第Ⅲ誘導のみの異常Q波は正常
(4) 第Ⅰ誘導でQを伴わないaV_L誘導のみの異常Q波は正常
(5) aV_R誘導は例外

あらためて思い起こしてください。定義に基づいてこの「異常Q波」という言葉を用いていたでしょう

か。学生さんの回答は間違っていなかったのですが、ただし書きまで覚えている人は少ないのでしょう。12個の誘導でQ波の幅、その深さとR波の比を測定し、さらにただし書きに相当していないかどうかまでチェックしなければならないのです。日常臨床では現実的に不可能な操作を要求しているように感じます。

異常Q波の定義を知ると、そんなことが日常臨床で判定できるかどうか自信がなくなる。

ここでもう一度そのただし書きを見てください。ぎこちなさを感じませんでしたか？「～のみの異常Q波は正常」と書いてあります。この日本語は変ですね。「異常Q波」が「正常」とは、なかなか理解に苦しみます。さらに、驚いたことに、「異常Q波」の定義はこれだけではありません。１９５３年に報告されたGoldbergerによる「異常Q波」の定義を示してみましょう。もっと驚くかもしれません。

（1）第Ⅰ誘導では波高が1㎜以上のQ波
（2）第Ⅱ、第Ⅲ、aV_F誘導ではR波高の25％以上のQ波
（3）aV_L誘導では陽性P波、T波を認める場合のR波高の50％以上のQ波
（4）V_2～V_6誘導ではQ波高がR波高の25％以上の場合

もう、これは覚えられる気がしません。もちろんこの報告内容は貴重です。何しろ、1953年という時点で（もちろん心臓超音波検査はない時代です）異常なQ波を定義したという仕事自体を私は尊敬します。ただ、毎日読まなければならない心電図で毎回これをチェックするのは、自分には不可能だと感じるだけです。よく見て考えると、V_1誘導がわざとはずされていることは頭の中に入れておいてもいいかな、と感じたりすることはできますが…。さらに驚くことに、「異常Q波」の定義はまだ他にもあるのです。1963年にはFriedmanによって新たな「異常Q波」の定義が報告されています。ここでは示しませんが、さらに微に入り細をうがつといった内容です。ここでまた新しいことに気付きます。「異常Q波」という用語の前に、「一般的な」とか、「Goldbergerによる」といったような修飾語をつけなければならないと…。

異常Q波にはさまざまな定義があることを知ると、ますます日常臨床で使いづらくなる。

そして、このような雰囲気はすでにどこかで皆さんが感じていたのではないでしょうか。そして、この節で覚えておいてほしいこと、それは次のただ一つのことだけです。

心電図を読むときは、「異常Q波」という存在を忘れ去ろう！ 邪魔になるから…。

　そんなことをしていいのだろうかと思った方は多いかもしれません。しかし、アクセルやブレーキを頭の中に無理に認識していなくても、自然に安全運転はできています。同じようなことだと思います。何しろ、心電図を見る目的は、「異常Q波」を探すことではなく、心電図を見て医療行為を決定することなのですから。

「異常Q波」よりもっと重要な「正常QRS波」

私たちは「異常Q波」の存在を忘れて、QRS波を上下に見るという素直な視線を取ることに決めました。では次に実際の視点を決めていきましょう。これも1stステップと同じです。簡単でかつ可能性の高いもの――「白」から片づけていくのが、理にかなっています。

正常なQRS波を認識できれば、2ndステップの大半の仕事が終わってしまう。

日頃の診療ではどんなQRS波を正常と判断しているでしょうか？ どこを見て、どこに視点を定めて、正常と判断しているでしょうか？ 実はこの質問に対してきちんと答えられる学生さんも極めて少ないのです。返ってくる多くの回答は、「目立った異常所見がない場合」という禅問答のようなものになりがちです。このような学生さんには、「心電図のＱＲＳ波に関するすべての異常所見が頭に入っていて、それをすべて除外できるとはすごいですね！」と言うと、苦笑いが返ってきます。

これには日常臨床で多く行われていることの実態が反映されているような気がします。２ndステップの大半の仕事、これがなんとなく、漠然としたままのパターン認識で行われている（あるいは行っているような気になっている）のではないでしょうか。「正常なＱＲＳ波」を前にして、自信を持って「これこれだから正常」と言えるだけで、日常臨床でずいぶんと気が楽になるのです。［白］を［真っ白］と気持ちよく言うことのできるすがすがしさをまず実感してほしいと思います。そしてこのすがすがしさを得ることがこの２ndステップの中心です。

視点を定めて、正常なＱＲＳ波だと断言できる――これが２ndステップのコア！

早速、まず私が実際に日常臨床でとっている視線を図に示してみます。次ページの①→②の順序に視点を定め、視線を上から下に移動させています。まず、同じように視線・視点をゆっくりと追って見てください。くれぐれも↓以外は見ないように。

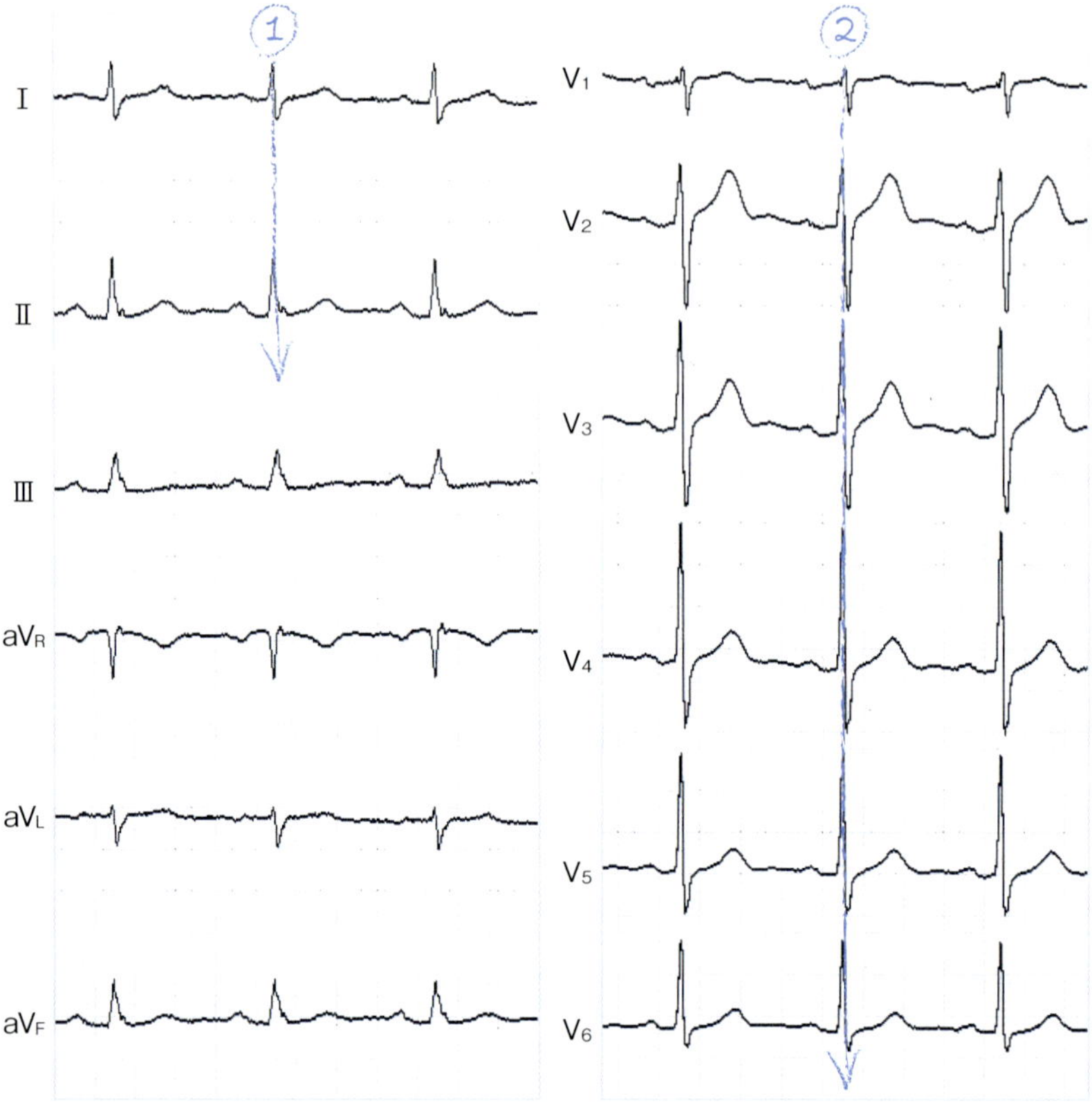

「あれっ？」と思う方が多いかもしれません。これではほとんど見ていないのと同じではないか、これではＱＲＳ波をきちんと見ていると言えないだろう。…そうかもしれませんね。

さらに、この線では表されていない点も含めて「見ていない部分」をしっかり明示してみましょう。

(1)　第Ⅰ・第Ⅱ誘導のＲ波
(2)　第Ⅲ誘導以下の４つの誘導
(3)　肢誘導のＱＲＳ波のＲ波以外

このように列記すると、ほとんど見ていないことを実感できるかもしれません。そして、確かにほとんど見ていないと自分でも思います。

しかし、(1)、(2)、(3)すべてが心電図を読む上で不要だと言いたいわけではありません。「正常なQRS波だ」と言う目的のためには不要だと思っているのです。日常臨床で最も多い［白］を［白］と診断する目的をしっかり意識して、心電図の強みを生かして効率的に処理しようとすれば、自然にこうなってしまうのです。

正常なQRS波を診断する目的を持てば、視点は限られ、すべてを見なくてよくなる。

なぜなのかを、少し考えてみましょう。正常な心臓では、心室の電気興奮は体の右上から左下に伝導します。これは胸郭内での左室の位置が規定されているためです。左室の先、心尖部が胸部の左下に位置しているため、胸郭のほぼ中央に位置する房室結節からこの心尖部に向かって興奮が伝導すると、このような方向にならざるを得ません。その意味で、第Ⅰ・第Ⅱ誘導は、右上から左下という大まかな電気興奮をなぞる方向で心臓を見ているとても重要な誘導です。

このことはもう一つ重要なことを教えてくれています。それは、胸郭の中に収められた心臓の位置はたとえ健常者であっても人それぞれ微妙に異なるという、当然のことです。例えば各人で右上から左下に心室の電気興奮の方向をなぞったとしたら、その方向は微妙に人それぞれ異なっているはずでしょう。そして、このような当たり前のことが、正常なQRS波の判断を難しく思わせる最大の原因です。

心臓の位置は各人で微妙に異なっている。だから、ＱＲＳ波も微妙に異なってしまう。「これが正常なＱＲＳ波のパターン」として提示できるような12誘導心電図はそもそも存在しない。

同じ理由から、「異常Ｑ波」の定義にさまざまな例外事項、あるいはただし書きが付いてしまっているのです。人によって、ある誘導では心臓の位置の関係で異常Ｑ波のように見えてしまうこともあるから、ただし書きを付けて注意を促そうという意味合いだと考えてください。つまり、「各人のバリエーションがあるので、異常Ｑ波を深読みしすぎないようにね！」というメッセージです。

しかし、そもそもこのようなことは生体情報としてはごく当たり前のことです。例えば、肝機能検査を思い出してみましょう。ＡＬＴ、ＡＳＴが20㍑／Ｌあるいは30㍑／Ｌと測定されても、それは個人差であって、正常範囲内であることは誰もが理解できます。重要なことは、それが異なる値であるということではなく、正常範囲にあるということです。心電図ですべての誘導を見てしまうと、このあまり重要でない「異なる」ということの方が強調されてしまいがちですが、真に重要なことは心電図の正常範囲をまず知っていることなのです。

逆に、その他の肢誘導は、電気興奮の方向が微妙に異なると、正常な心臓興奮であってもその見え方が異なってしまうという誘導になっています。だから私は見ないことにしました。ALT、ASTの値が皆と大きく異ならなければ（第Ⅰ・第Ⅱ誘導）、微妙に異なること（その他の肢誘導）は気にしないという考え方です。

肢誘導では、QRS波の正常範囲を第Ⅰ誘導、第Ⅱ誘導のQRS波が規定している。他の肢誘導のQRS波の形は、個人差でいくらでも違って見えてしまうから。

これで、肢誘導を見る私の視線が第Ⅰ・第Ⅱ誘導で停止し、その後胸部誘導に移動する意味が理解していただけたかと思います。そして私は第Ⅰ・第Ⅱ誘導のQRS波全体さえ見ていません。これも同じ理由からで、第Ⅰ・第Ⅱ誘導のR波の高さは人それぞれ違うのが当然だからです。右上から左下に向かう電気興奮の方向が少し違うだけで、いくらでも大きくなったり小さくなったりしてしまいます。R波の高さに「正常範囲」がない以上、それをしっかり見てもあまり意味がありません。

しかし、健常者ではいつも守られている最低限の事項があります。それは、心臓がいったんその電気興奮を始めれば、可能な限り効率的にその心尖部を早く興奮させようとしていることです（この結果、幅の狭いQRS波になるわけです）。ジワッと興奮・収縮するような心臓では非効率的だからです。健常な心臓は、余計な時間をかけずに心尖部までスッと電気を伝えなければなりません。こう書いてしまうと当たり前のことのように感じますが、この原理原則が第Ⅰ・第Ⅱ誘導の正常範囲を規定してくれています。

第Ⅰ・第Ⅱ誘導では、心尖部に向かう右上から左下への電気興奮が生じていれば波は上向きに、その逆方向なら下向きに振れます。正常な心臓では、いったんその電気興奮が始まれば、右上から左下に向かう自然な方向とは逆の方向に、悠長に時間をかけるような（Q波の幅が1㎜以上になる）ことはないのです。だから、第Ⅰ・第Ⅱ誘導では、たとえ少しの時間（Q波の幅が1㎜未満）下向きに振れるようなことはあっても、できるだけ速やかに上向きのR波を作るようになっています。

QRS波を見る第1の視点 ── 第Ⅰ誘導、第Ⅱ誘導のQ波に注目する！ 正常な心臓であれば、このQ波の幅は1㎜以上になることはない。Q波の幅が1㎜未満なら正常！ 胸部誘導に移ろう！

やっと第Ⅰの視点が定まりました。「心臓が無駄な時間を過ごしていない」こと、これが第Ⅰ・第Ⅱ誘導に表現されています。そして、これだけが肢誘導のQRS波の正常範囲を規定しているのです。逆に、肢誘導に表される他のQRS波の特徴（R波の高さ、幅など）は、各個人によって大きく異なるでしょう。その異なりは正常範囲内の個人差と考えて支障ありません。重要なものは、第Ⅰ誘導・第Ⅱ誘導のQ波の幅だけなのです。そしてこの幅が1㎜未満で正常だと確認できれば、もうこれで十分です。

では、次に肢誘導から視線をはずして、早速、次の胸部誘導に移りましょう。

QRS波を見る第2の視点 ── 胸部誘導では、V_1からV_4・V_5誘導にかけてR波が徐々に高くなり、その後（V_6誘導で）R波が少し小さくなることを確認しよう。

はたまた、分かっているのか、分かっていないのか迷うような記述になってしまいました。なんだか叙述的です。しかし、私はこのような叙述的な視点で胸部誘導を見ているのが本当のところです。しかもまたQRS波全体ではなく、R波しか見ていないことに気付かれたかもしれません。それは胸部誘導では肢誘導以上に健常者における個人のバリエーションが大きいからです。V_1誘導の正常QRS波、あるいはV_3誘導の正常QRS波は、どの書物でも規定できていないことはそれを象徴しています。そしていつも健常者で守られている基本的原則は、せいぜい次のような程度のものです。

- **右室は胸郭内の前方にある**
- **左室は右室の左後方にあり、心尖拍動のある部位が胸壁に最も近い**
- **左室の筋肉量は右室より圧倒的に多い**

胸部につけた誘導の位置と実際の心臓の位置関係については、もう人それぞれです。だから、ますます胸部誘導から得られる心電図波形についてはだいたいのことしか言えなくなってしまいます。それは次のようになるでしょう。

● **胸郭の前方につけたV_1・V_2誘導は右室や左室中隔を反映するのだろう**
● **心尖拍動に近いV_4・V_5誘導は左室の影響を最も強く受けるだろう**

胸部誘導はすべて心臓の周囲に装着されています。誘導直下の心筋が興奮すればR波が形成されますし、そのR波の高さはその直下の心筋量を反映しています。従って、V_1誘導のR波が最も小さく、心尖部に近いV_4あるいはV_5誘導のR波が最も大きくなることは簡単に予想できます。誰もがうなずくと思いますが、本当にこれだけの曖昧な基準だけでチェックしてよいのでしょうか？

胸部誘導では、誘導の部位がV_1誘導からV_6誘導まで少しずつ移動していることを忘れないようにしよう。あくまでも「少しずつ」移動しながら、心臓を取り囲んでいることを…。

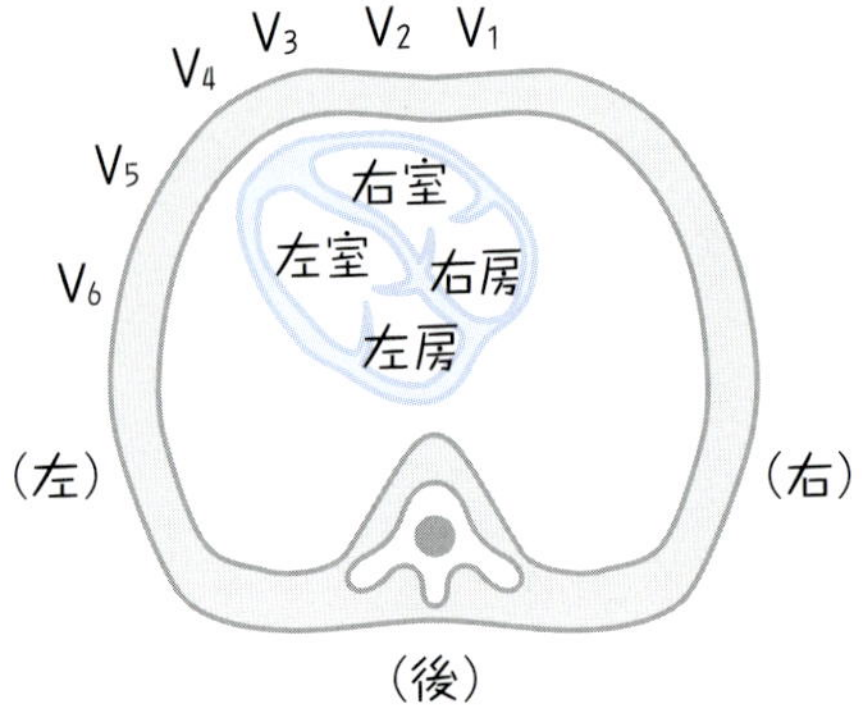

実はこのことの方がずっと重要だと思っています。少しずつ移動させているのですから、ＱＲＳ波も少しずつしかその形が変わらないはずで、その形に急激な変化は起こらないはずです。胸部誘導の正常なＱＲＳ波を縦方向ではなく、横方向に並べるとその様子を実感できます。

Ｒ波の高さがV_1誘導から徐々にV_4、V_5誘導に向かって増高し、その後また少し減高していることが分かります。そして、これこそが胸部誘導の正常範囲なのです。急激に増高したり、あるいは逆に減高したり、V_1からV_4・V_5からV_6という徐々に生じるはずの流れが乱されていたら、それは正常範囲内を逸脱していると考えるのです。V_1からV_6誘導にかけて電極は少しずつしか移動していないのですから、ＱＲＳ波が急激に変化するのはどう考えてもおかしいでしょう。胸部誘導のＱＲＳ波はこのように叙述的に見ることしかできないのですが、正常範囲というものは、そもそもそのような幅のあるものです。胸部誘導では「ゆっくりとしたＱＲＳ波の変化が正常」という感覚を身につけてください。

そして、正常なＱＲＳ波を診断するには、あともう一つの視点が定まればもう終了です。これは第1の視点、第2の視点よりもずっと分かりやすくて単純です。

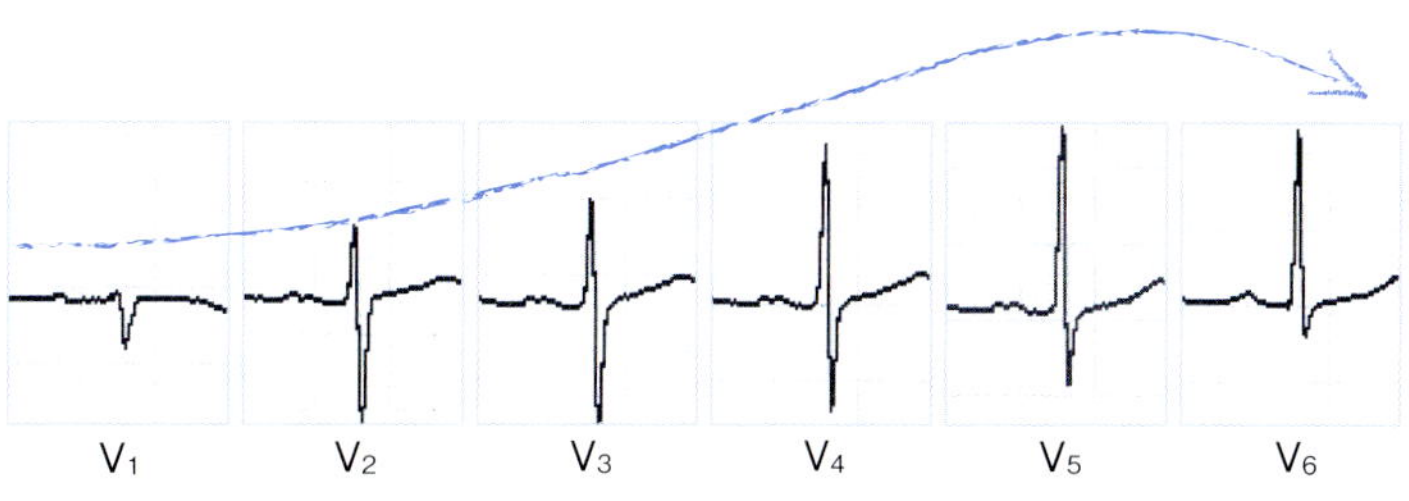

ＱＲＳ波を見る第3の視点――V_5誘導のＲ波の高さを測定しよう。それが25㎜以内なら正常。

左室の心筋量にはある一定の限界があるはずです。それならば、左室の心筋量を反映するV_5誘導の基準もあっていいのではないかという考え方だと思ってください。左室の心筋量が多い場合は、心尖拍動は左に移動し、V_5誘導あたりになりますから、V_5誘導のＲ波が高すぎないことを一応確認しておこうという意味合いです。ただし、この第３の視点には大きな盲点があります。それは後ほど示しますが、まず正常なＱＲＳ波を診断する手順としてこの視点を置いておきましょう。

「正常なＱＲＳ波である」と診断する視点はもうこれで終わりです。意外なくらいにあっけないかもしれません。心電図の強みは利便性なのですから、その利便性に沿う読み方だと思いませんか？　あらためてここでもう一度並べてみます。そして図にその視点を示します。

- 第1の視点…第Ⅰ誘導、第Ⅱ誘導のＱ波に注目し、その幅が1㎜未満なら正常！（❶）
- 第2の視点…胸部誘導では、V_1からV_4・V_5誘導にかけてＲ波が徐々にゆっくりと高くなり、その後（V_6誘導で）Ｒ波が少し小さくなれば正常！（❷）
- 第3の視点…V_5誘導のＲ波の高さを測定し、それが25㎜以内なら正常！（❸）

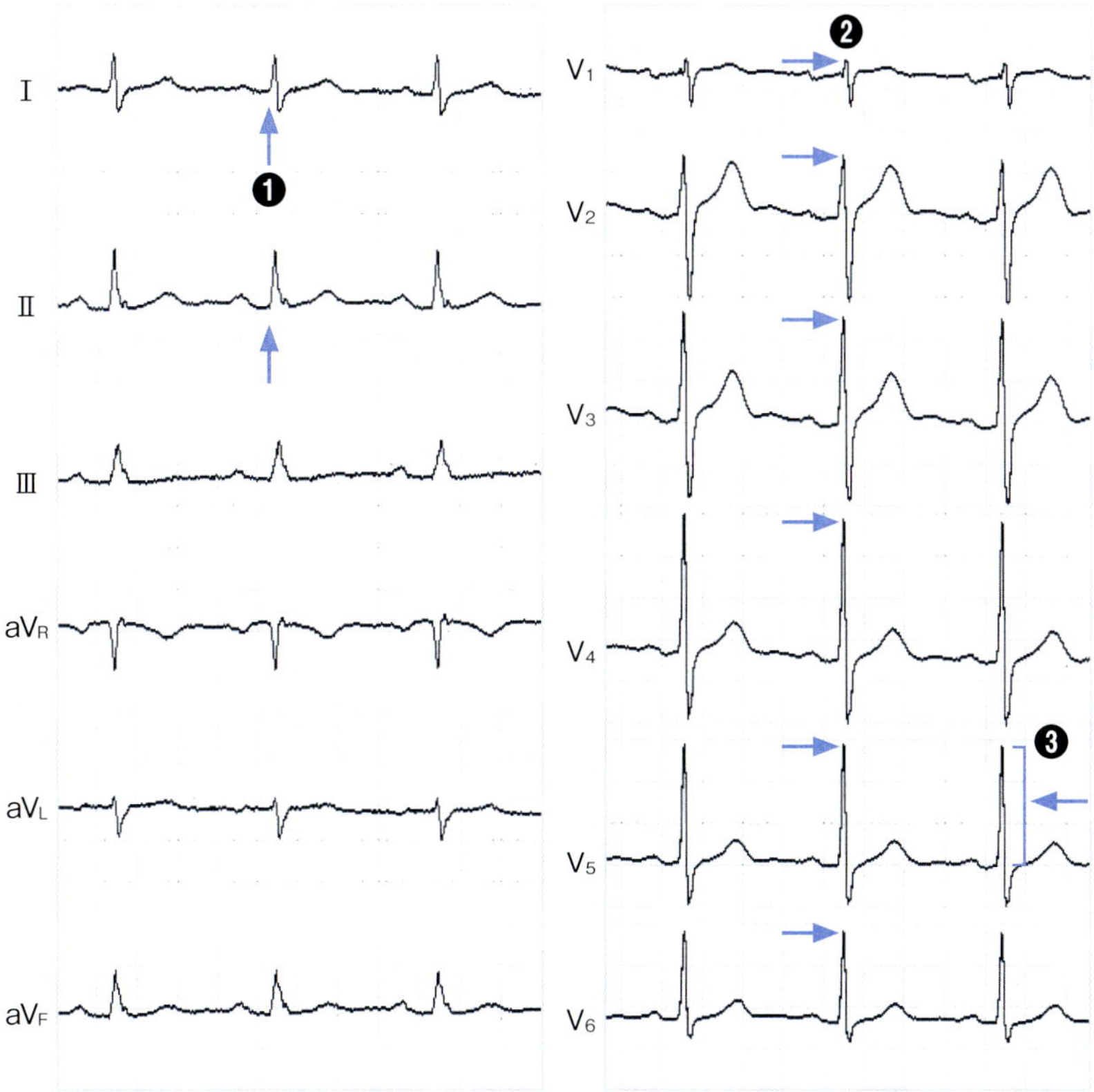

25ページの心電図を見ながら、この2ndステップの視線と視点を自ら実感してみてください。そして、これまで皆さんがQRS波を正常だと判断していた手順を思い起こしてください。どう違うでしょうか。あるいは疑問があれば、他の心電図の本に載っている正常心電図や異常所見のある心電図にこの手順を当てはめてみましょう。騙されたようで騙されていないことが確認できるはずです。そう、この三つの視点を知るだけで、もう［白］は［白］と断言できるようになっていることに気付くはずです。「異常Q波」を頭に入れながら、心電図1枚1枚でそれを探すようなことはもうしなくても大丈夫です。アクセルやブレーキを意識しなくても、安全運転はしっかりできるということに似ていると思いませんか？

「正常なＱＲＳ波ではない」と判断したとき…

前節に挙げた三つの視点で、もう「正常ＱＲＳ波」はしっかりと診断できるはずです。日常臨床で多い［白］の心電図だと判断したら、そのままラスト・ステップに進みます。ここでは、一部の心電図…つまり、前述の三つの視点で、「正常ではない」と考えたら、視点がどのように動くのか考えてみたいと思います。［白］でないと判断したわけですから、［灰色］か［黒］の心電図ですので、もう少し時間をかけた方がよさそうに思います。そう考えると、ここから覚えることが増えてくるのではないか、あるいは大変かもしれないと今、思っていませんか？　ところが、実は…そんなに大変でもなく、また時間もかからないのです。なぜなら、それは「正常ＱＲＳ波である」と診断する三つの視点をすでに確固たるものにできているので、その異常から出発すればよいことだからです。

「正常なＱＲＳ波ではない」と判断したら、再び三つの視点から出発する。

では、第Ⅰの視点で異常の場合、つまり第Ⅰ・第Ⅱ誘導のＱ波の幅が１㎜以上だと分かったら、次はどこに視点を動かすか？

ＱＲＳ波を見る第４の視点――第Ⅰ誘導のＱ波の幅が１㎜以上なら、そのまま視点をaV_L誘導に移動させよう。そのとき、同じように幅が１㎜以上のＱ波が見えるはずだ！

そうなのです。ここではもう全く何も考える必要がありません。あるのはただ判断した異常の再確認作業です。そしてこのとき、初めて他の肢誘導を用いるのです。第Ⅰ誘導に近い向きの誘導、aV_L誘導を使って、同じようなＱ波があることを確認し、「やっぱり心臓は無駄な時間を過ごしている」と確認するのです。

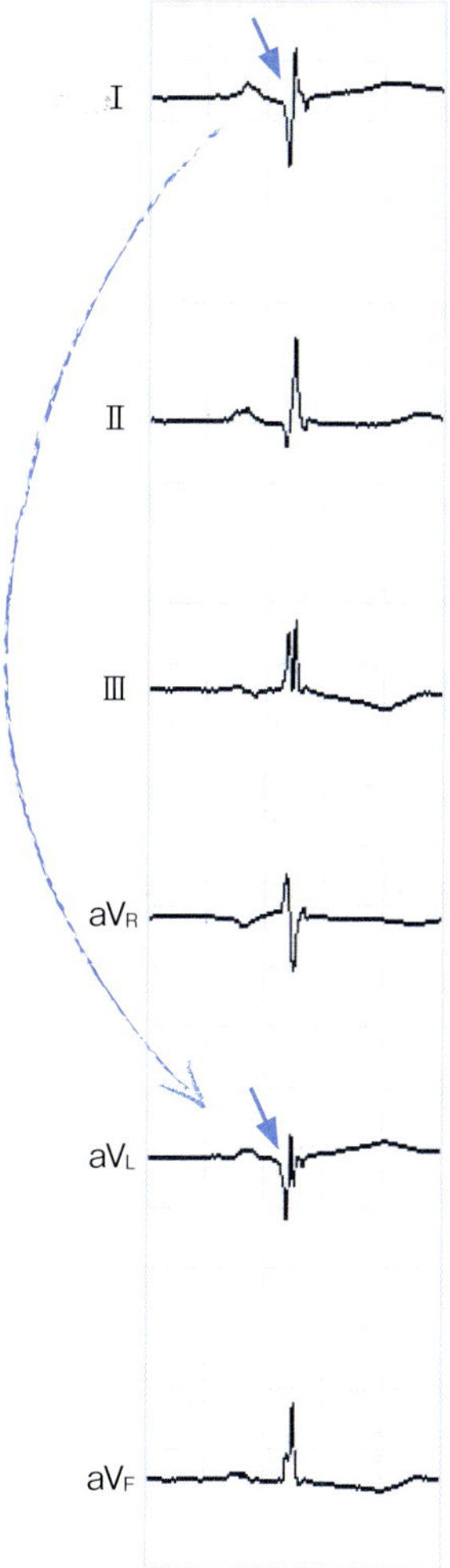

そして、そのときの診断は…第Ⅰ誘導、aV_L誘導方向の、つまり心臓の左側壁に何か異常がある…このようなものになります。なぜこのような診断になるのでしょうか？

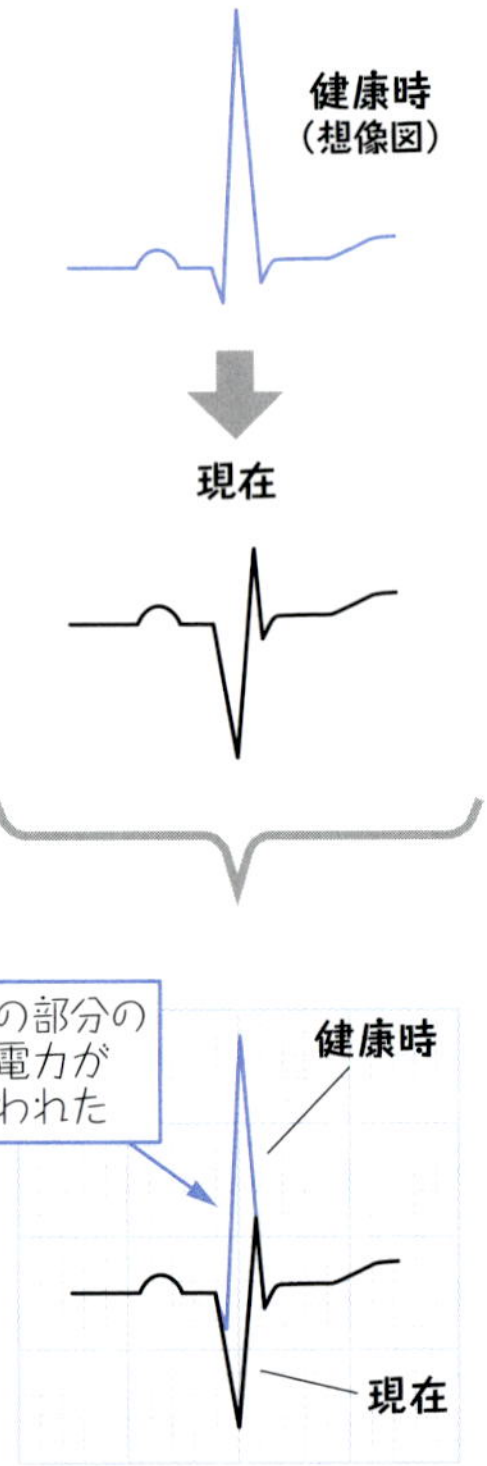

この患者も昔は健康だったはずです。そして、その当時には第Ⅰ誘導、aV_L誘導にこのような幅の広いQ波はなかったのでしょう。想像すれば上の図の一番上に示すような心電図だったはずです。その後、幅の広いQ波が生じたのだと考えられますが、どのように電気的興奮が変化すればこのようなQ波が生じるのでしょうか。

図を見れば何が起きたのか想像できると思います。心臓の側壁にあったはずの興奮（第Ⅰ・aV_L誘導で上向きのR波）がなくなってしまったから、その結果として上向きの電気力が失われ、このような幅の広いQ波を示す心電図になってしまったのです。

従って診断は「心臓の側壁の電気力が失われるような異常がある」となります。しかし、その異常の原因診断まで心電図に求めるのは酷です。もちろん頻度から考えれば、側壁の心筋梗塞（できあがってしまったもの）が多いと思いますが、特発性の心筋症でも、サルコイドーシスなどの二次性心筋症でも起こり得ます。

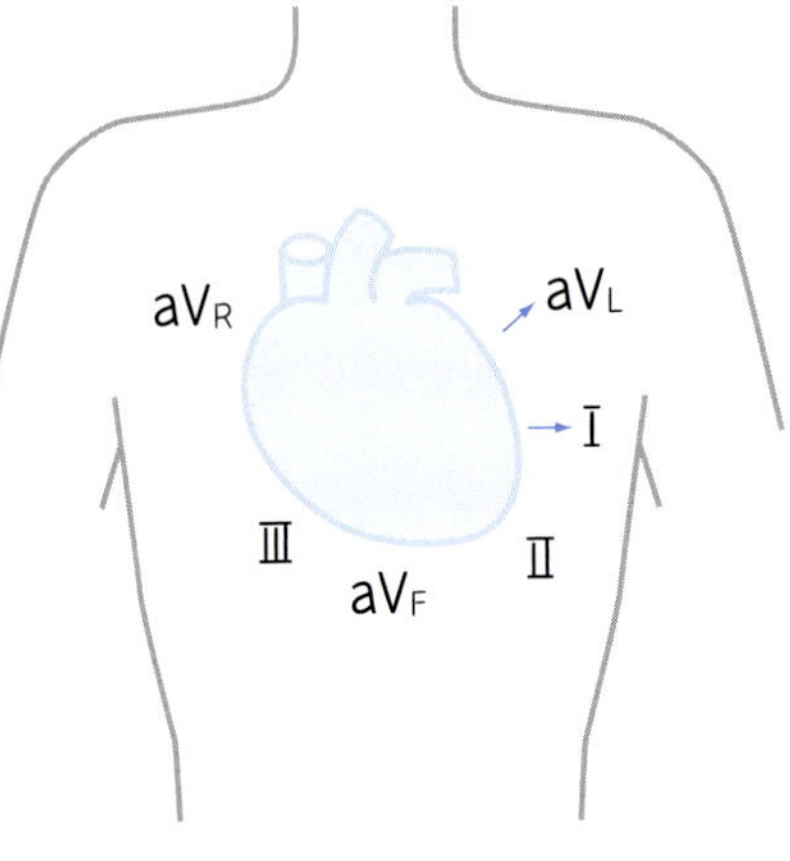

そして、本当はもうどうでもよいことなのですが…このときあなたはすでに第Ⅰ・aV_L誘導の「異常Q波」を自然に診断してしまったことになります。古典的に言えば…「第Ⅰ・aV_L誘導に異常Q波があるので、側壁心筋梗塞が考えられる」とコメントすることになるのでしょう。しかし、「異常Q波」の定義やそのただし書きなどを全く知らなくても、無意識のうちに見つけ出してしまいました。「異常Q波」という用語にとらわれずに、自然に異常を見つけ出すことのできる視線と視点が定まったためです。そしてこれは、アクセルやブレーキを無理に意識しなくても、必要に応じてアクセルやブレーキを踏みながら安全運転できるという感覚に近いでしょう。

もう、この先は類推できたという方は多いと思います。そのとおりです。［白］でないと判断したら、「白でない」と積極的に確認する作業が残っているだけです。何も難しいことはありません。どんどん進んでいきましょう。

QRS波を見る第5の視点 ―― 第Ⅱ誘導のQ波の幅が1㎜以上なら、そのまま視点を第Ⅲ・aV_F誘導に移動させよう。
そのとき、同じように幅が1㎜以上のQ波が見えるはずだ！

ここでも、第Ⅱ誘導に近い向きの他の肢誘導、第Ⅲ誘導とaV_F誘導を用いて再確認作業をします。これは再確認ですから、必ず両者の誘導に幅の広いQ波が見えるはずです。必ず見えるのであれば、再確認しなくてもよいのではないかと思う方がおられるかもしれません。しかし、第Ⅱ誘導のQ波が1㎜未満か以上か微妙で判断できないということも少なからずあるので、再確認して損はありません。

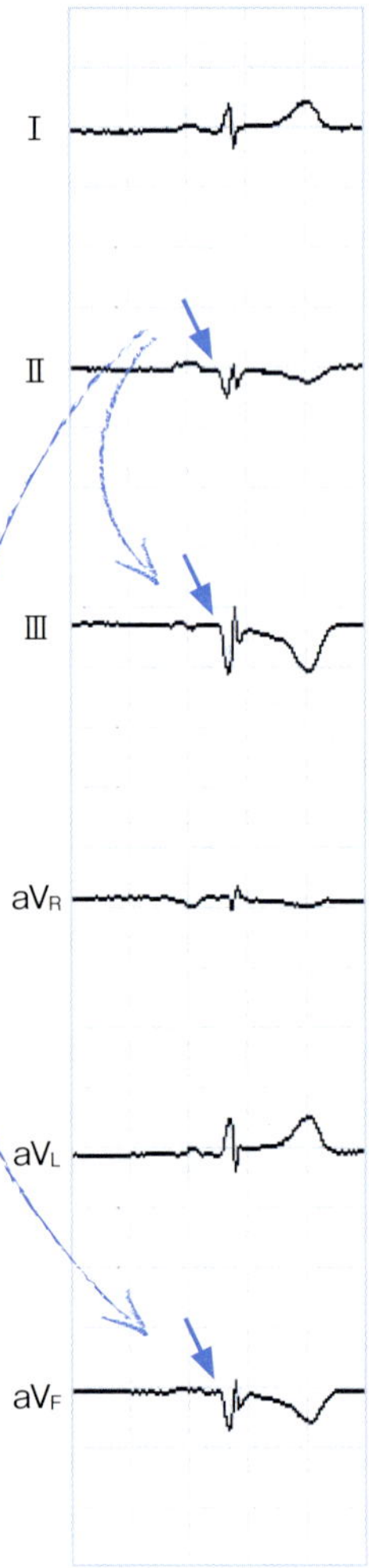

そしてこのとき、先ほどの第Ⅰ誘導のときと同じように類推をしましょう。これは、第Ⅱ・第Ⅲ・aV_F誘導の方向、つまり心臓の下壁に電気興奮が生じなくなったこと、つまり下壁の異常を意味しています。診断としては、「心臓の下壁に異常がある」ということになります。古典的な教科書の記載に従えば、「下方誘導（第Ⅱ・第Ⅲ・aV_F誘導）に「異常Q波」が存在するので、下壁梗塞が疑わしい」ということになります。しかし、ここでも「異常Q波」の定義を覚えていなくても、自然に異常を見つけ出せてしまいますし、またその原因が下壁梗塞とは限らないことも同じです。

では、第2の視点、胸部誘導で異常があったら、どのように視点を動かしましょうか？ 胸部誘導でも全く同じことを行うのですが、少し記述が曖昧な感じがするかもしれません。これは胸部誘導の性ですので（人によって大きくバリエーションが違うという性格を帯びた誘導です）、我慢してください。

QRS波を見る第6の視点 ―― 胸部誘導でR波が急激な変化をしているとき、なぜR波が急激な変化を示すのかに思いを馳せよう。もともと存在したR波が削られてしまったからではないかと…。

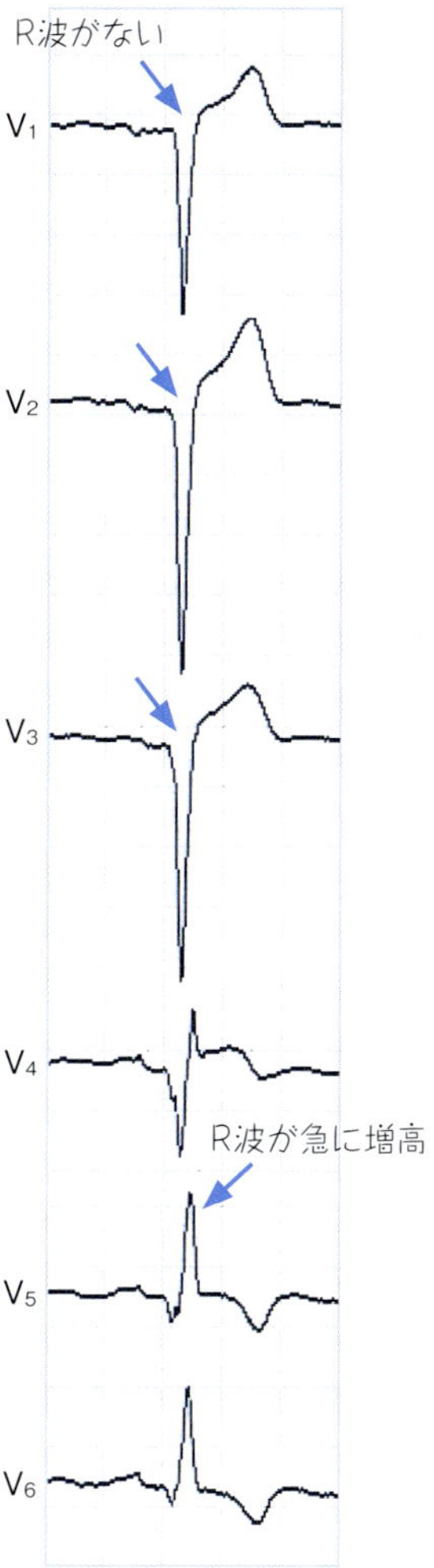

この心電図は、健常者に見られる「R波の徐々な増高」ではなく、R波はV_5誘導で突然大きくなり、V_6誘導で小さくなっていません。しかし、患者が健康なときにはもともとR波は徐々に増高していたはずなのです。その健常なR波が削られてしまったから、その結果としてR波が急激に増高したり、逆に減高したりしているように見えているのです。R波が急激に増高しているように見えている場合を考えてみましょう。以前存在していた胸部誘導全体のR波が一部の誘導でなくなり、その隣の誘導ではもともとのR波がそのまま残ると、一見そこで急激にR波

が増高しているように見えてしまうことが想像できます。V_1からV_4誘導でR波が減高しているように見える場合は、減高している誘導で元来存在したR波が一部削られてしまったと考えることができます。「正常なQRS波の流れが崩されている」と感じるセンスを持ってください。いずれにせよ、その診断は、「R波が削られたと考える直下の心筋（中隔か前壁）に十分な電気興奮が生じていない。この部分の心臓の異常である」となります。古典的には、前胸部誘導に「異常Q波」があり、前中隔梗塞ということになるのかもしれませんが…。

QRS波を見る第1の視点、第2の視点で正常だと判断できないときには、ただその確認作業を行うために、第Ⅰ・第Ⅱ誘導に視点を動かしたり（第4・第5の視点）、あるいはもともとあったであろうゆっくり増高する胸部誘導のR波の姿を想像する（第6の視点）だけで、その診断の作業は終了になります。案外、あっけないでしょう？　従来の教科書を読めば、QRS波に関するさらに細かな異常所見を探さなければいけないような気になってしまいますが、コアとなる作業をしっかり自信を持って行うことの方がより重要です。

では、第3の視点（V_5誘導のR波の高さ）で正常でないと判断したときにはどうしましょう？

QRS波を見る第7の視点 ―― V_5誘導のR波が26㎜以上ある場合には、V_5誘導のST部分が低下していたり、T波が下向きになっていないかどうかを確認しよう。

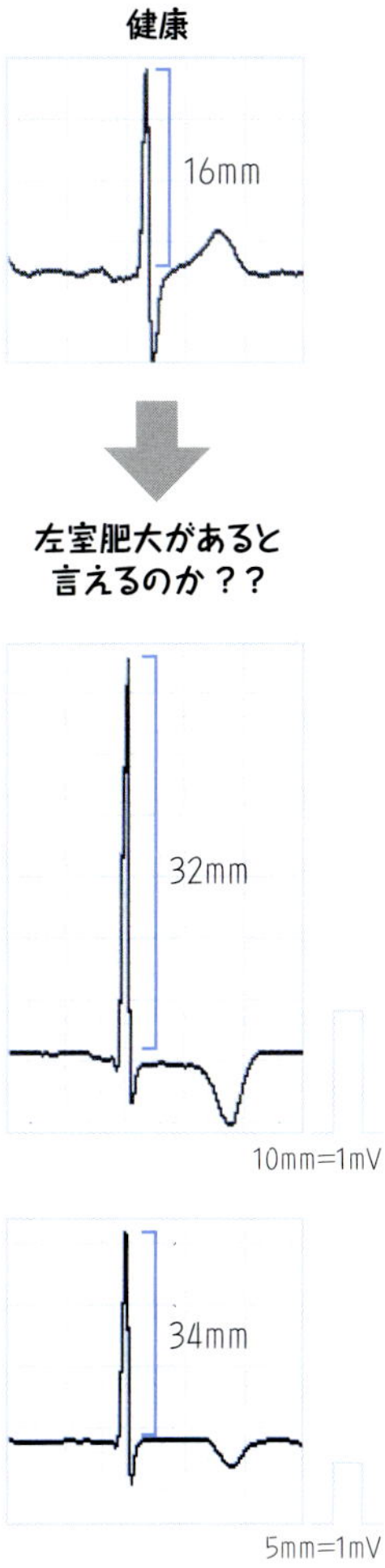

いきなりST部分やT波が出てきたのには困ったものです。これはなぜでしょうか？　思い起こせば、このV5誘導のR波の高さに注目するという視点は左室の心筋量を推定する、つまり「左室肥大」の有無を推定するという目的を持つものでした。しかし、残念ながら…R波の高さだけからは心筋量は推定できないのです。これは、V5誘導の電極の位置と左室の位置関係が人によって大きく異なるためです。胸壁が薄い人ならばその距離は短く、結果としてV5誘導のR波は高くなります。逆に胸壁の厚い人はそれだけでR波の高さは小さくなります（電位差は距離が離れるにつれて、その距離の二乗に比例して小さくなるからです）。だからといって、電極と心臓の位置関係を各人で斟酌することもできません。そのため、他の基準を持ち出さざるを得ないのです。

心臓にさまざまな負担が生じれば、その結果としてST部分やT波の異常が出現することが分かっているので、左室肥大があれば当然同じようなことが生じるだろうと考え、この基準を持ち出してきます。合わせ技とでも言いましょうか。しかし、逆にST部分やT波の異常がなくても、左室肥大があるということもあります。それでは困ると言われてしまいそうですが…そもそも「左室肥大」という心臓の形態学的所見を、心電図という電気現象から診断するということはできないのです。両者は全く異なる現象です。この当たり前のことを知っていれば、そんなに心電図に頼らなくてもいいのではないかと思います。だから、私はこの第7の視点はあまり重要視せず、他の視点よりも一つレベルを低く置いています。そして、カルテの心電図所見には「左室肥大」と書くのではなく、「高電位差（high voltage）」とか、「ST－T変化を伴う高電位差（high voltage with ST-T changes）」と書くだけです。前者の場合は、左室肥大とは限らない、後者の場合はその可能性が高いといった感覚で、これらの用語を用いています。

そして、これで、［白］でない場合の視点の動きもすべて終了してしまいました。これで、漠然とQRS波を眺めるのではなく、意識してQRS波を見ることができるようになったはずです。運転席に座って、意識しなくても適切にアクセルとブレーキを踏みながら車を前進させることができることに似た感覚です。

COLUMN

左室肥大診断の感度と特異度、右室肥大

昔、Sokolow-Lyonの基準という左室肥大の心電図診断を習ったという方は多いかもしれません。これは、V_1誘導のS波の深さとV_5誘導のR波の高さを足し算して、35㎜を超えれば「左室肥大あり」とする診断基準です。しかし、これは左室肥大の診断が剖検によってなされた時代に報告された基準であり、かつ外国人の体格に基づいていることに注意が必要です。この基準をそのまま日本人に用いると、偽陰性や偽陽性が非常に多くなることが知られています。そして、現在では海外の報告でも、この所見の感度、特異度ともに低いことが知られています（*Br Med J* 2007: 335: 711）[3]。

そこで私は、V_5誘導のR波の高さだけを測定することにしています。この方がずっと単純ですし、そもそも心肥大の診断は心臓超音波検査に任せればよいのですから。

そして、左室肥大があるのなら、右室肥大はどうなったのだろうと考える人が出てくることでしょう。心電図による右室肥大の診断は、まず見逃されることが多いということを知っておいてください。そもそも、現在用いている12誘導心電図には右側の方向に関する情報量が少ないのです。心電図だけから、右室肥大はない！と断言することはできません。

では、心電図で右室肥大を匂わせる根拠はないのかと聞かれれば…あります。第Ⅰ誘導でR波の高さよりS波の深さが深い時に（❶）、さっと視点を動かして最も左に位置するV_6誘導を見るのです（❷）。

ここでもR波の高さよりS波が深ければ、まずは確かに電気興奮が右側に優勢だなと確認できることになります。この場合は、右室肥大の存在する確率が高くなるでしょう。しかし、このような場合もほとんどは、胸部誘導におけるQRS波の連続性が破綻していることが多いのです。この心電図でも胸部誘導のR波が徐々に大きくなっていないことに気付くでしょう。

従って、現在ではこの心室肥大の基準も「異常Q波」と同様の扱いでよいと思っています。定義を覚えようとすれば、QRS波の見方がぎこちなくなるだけです。左室肥大、右室肥大を心電図で正確に診断することは感度・特異度から見て困難です。正常なQRS波ではない、怪しいと思ったらそのとき、目的であるスクリーニングはもうできているのです。

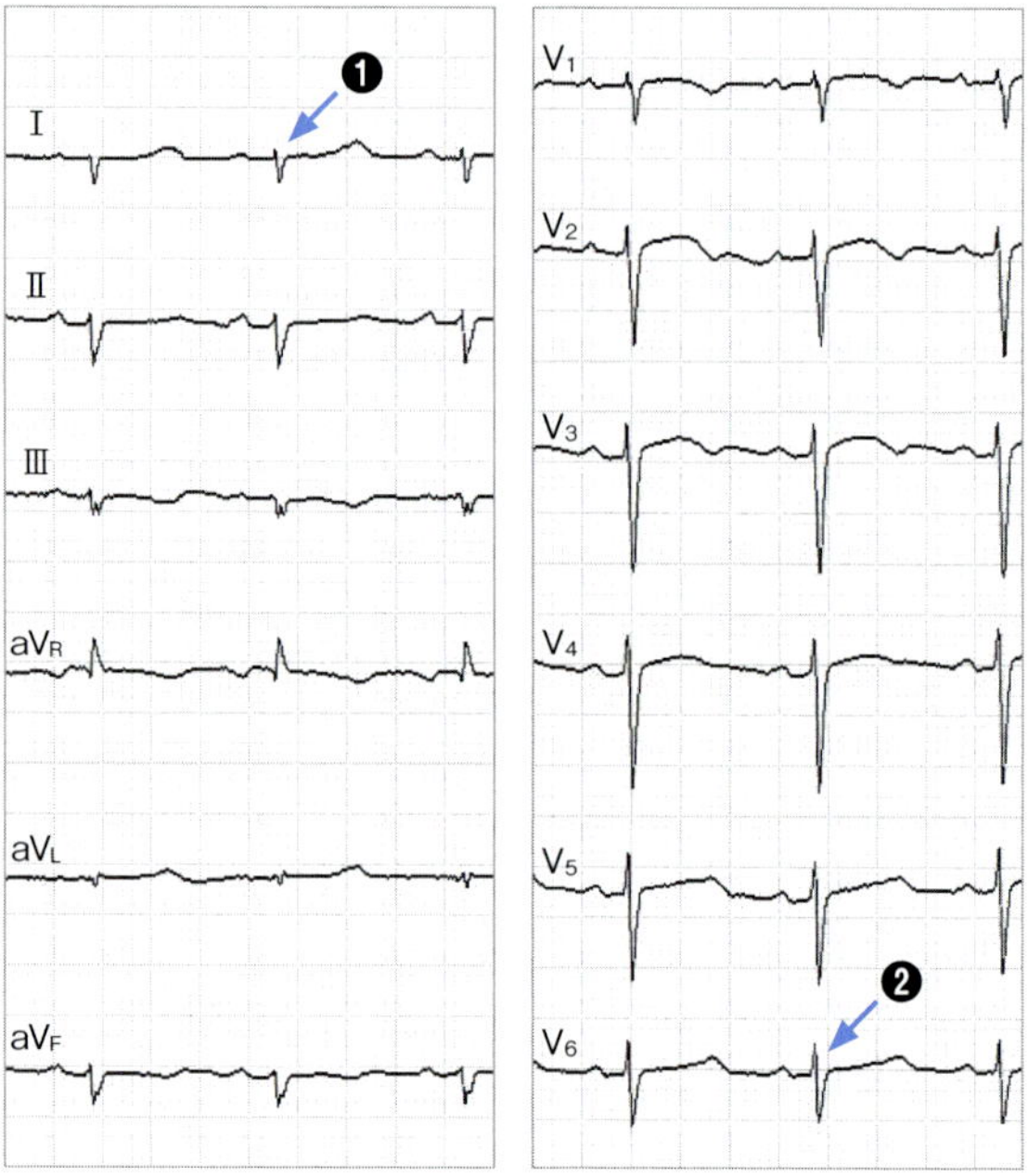

この2ndステップから導かれる医療行動は?

　ここで2ndステップの目的に立ち返りましょう。もう、［白］の判断はできています。それ以外の場合の視点も定まりましたが、それは単なる確認作業に過ぎないことも分かったはずです。しかし、まだ［灰色］か［黒］かの判断はできていません。ただ、これは1stステップと全く同じです。そこまでを心電図だけで判定することはどだい無理なことだと考えましょう。適切にスクリーニングすることはできたのですから。これこそが心電図の最大の目的であったことは初めに述べたとおりです。


　2ndステップで［灰色］か［黒］だと判断したら、心電図に閉じこもるのはやめよう。

欲しい情報はポンプ機能。

心臓超音波検査で直接ポンプ機能を見よう（あるいは見てもらおう）。

これで、患者の心電図からポンプ機能を推定し、患者を精密検査に誘導する、あるいは誘導しないという適切な判断ができることになりました。［灰色］か［黒］かの判断は、心臓超音波検査が行ってくれることになります。そして、心臓超音波検査は、さらに精密な検査が必要かどうかの判断をしてくれることになると思います。いずれにせよ、医療のアウトプットとして、適切なスクリーニングを行って、評価の必要な患者を適切な流れに誘導したという行為は確かなものになったはずです。

逆に、正常なＱＲＳ波だと判断し、加えて胸部レントゲンで心胸郭比が50％以内であり、聴診所見に異常がなければ、心臓超音波検査を行っても得られることは何もない…これは昔、私が恩師から教わった貴重な教えです。

COLUMN

脚ブロック

この2ndステップでは、心室の電気的興奮は正常であるということを前提に話を進めてきました。右脚ブロック（V_1誘導でM型のQRS波）や左脚ブロック（V_6誘導でM型のQRS波）などのように、心臓の電気的興奮に異常がある場合にも、視線や視点を変えなくてよいのでしょうか？

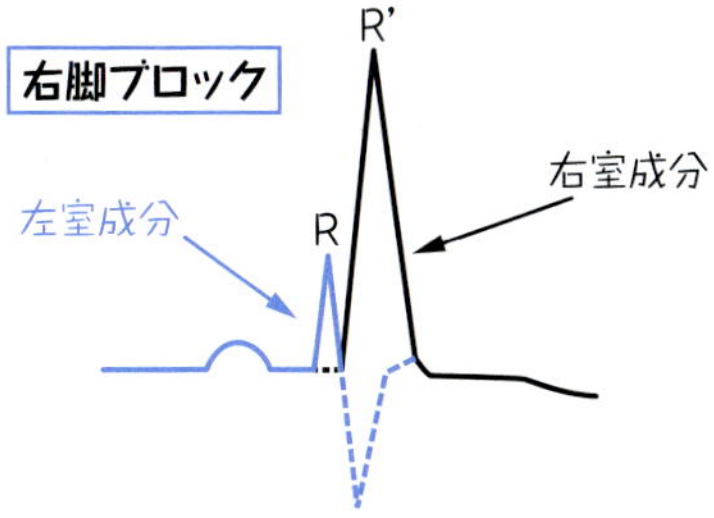

結論から言えば…、全く変える必要はありません。特に右脚ブロックについてはこれまで述べてきた方法がそのまま当てはまります。左室の興奮は左脚によって担われているので右脚ブロックが生じても左室の興奮様式は変わらないからです。右脚ブロックでは、胸部誘導でR波が2回出現しますが（RsR'型と呼ばれますね）、最初のR波（これは左室の興奮です）に注目してR'波（これは右室）は見なければよいのです。

左脚ブロックでは、本当の意味でこれまでの視線や視点をそのまま当てはめることはできません。しかし、この場合たとえ左脚ブロックの存在に気付かなくても、第2の視点で必ず引っかかります。左脚ブロックでは、胸部誘導で必ずR波が急激に増高しますから、正常なQRS波ではないと判断され、心臓超音波検査に進むことになります。実際に、左脚ブロックは右脚ブロックとは異なり、その基礎に心筋症などの心疾患が隠れていることがあるので、心臓超音波検査を行うことは正しい医療行為と考えられます（結果オーライではないかと言われそうですが、医療のアウトプットが正しいのですからよいのではないでしょうか）。

右脚ブロックと左脚ブロックの心電図を載せておきます。特に右脚ブロックでは、胸部誘導で最初のR波(❶)を見れば正常な波形かどうかを判断できることを確認しておきましょう。

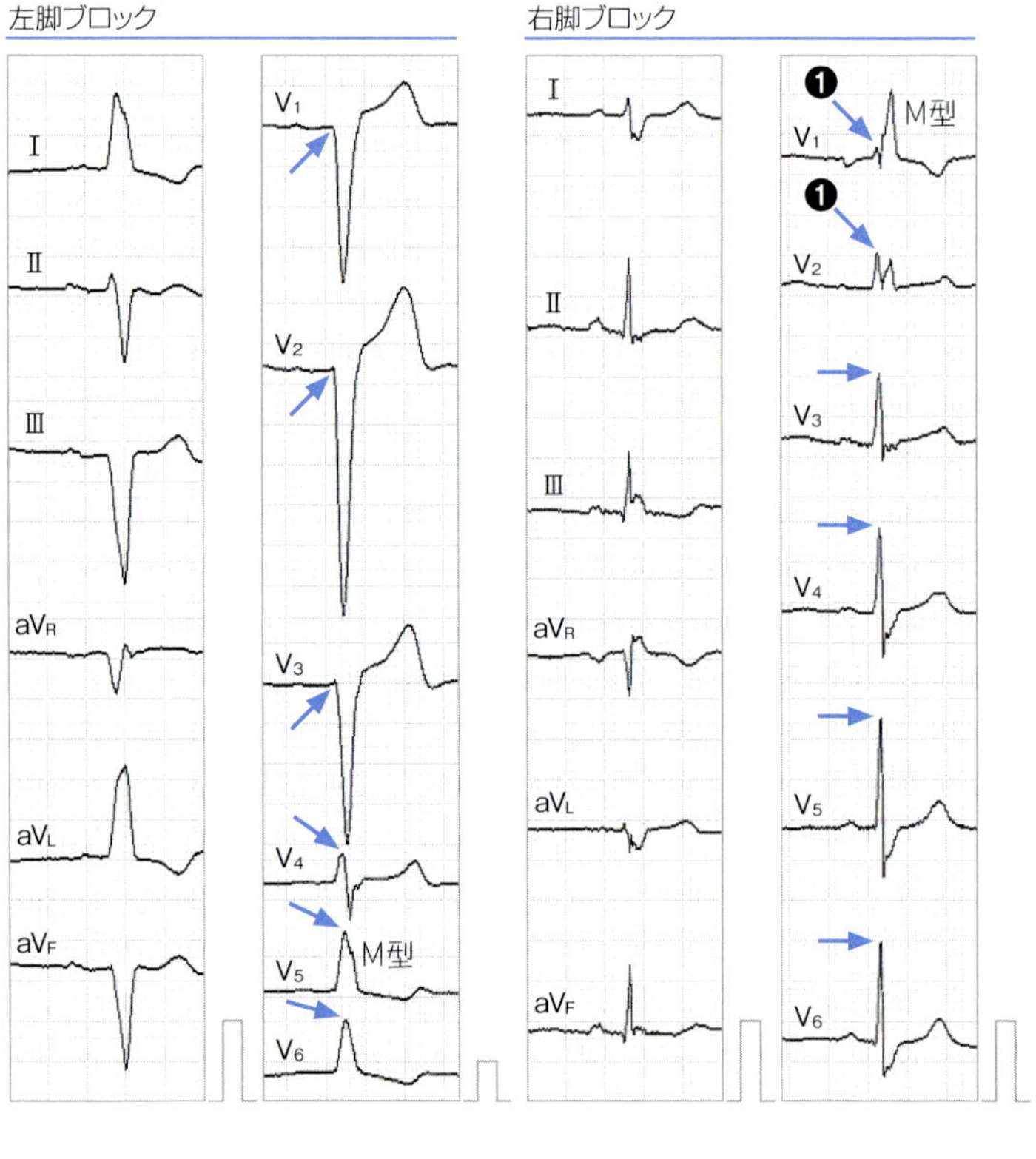

5

ラスト・ステップ…

患者の症状に合わせて

ST部分・T波を上から下に見る

ＳＴ部分やＴ波をなぜ見るのか？

日頃ふと忘れてしまいがちなことですが…目の前にある心電図がなぜ記録されて、今あなたの前にあるのか、あらためて思い起こしてみてください。おそらく、次の三つの場面のいずれかだと思います。

(1) 健康診断

(2) 外来経過観察中の再診患者の定期的チェック

(3) 心疾患を疑わせる何らかの症状があるとき

そして、この本でこれまで述べてきた1stステップ、2ndステップは、このどの場面でも通じる視線・視点であることはお分かりいただけるでしょう。しかし、これらの1stステップ、2ndステップの視線・視点は必要条件であっても十分条件ではありません。これらをクリアーできたとしても、症状がある場合にこれらの視点だけからは心疾患由来ではないと言い切れないのです。つまり、１stステップ、２ndステップに加えて、(3)の症状に対応する心電図の視線・視点を持っておく必要があります。

これはちょうど自動車学校の教習所内路面講習を終えるだけでは、運転免許がもらえないことに似ていると思います。実際の道路環境はさまざまです。住宅地、公園の脇、あるいは二車線・三車線道路、高速道路など、周囲の状況に応じて、運転は変わってくるはずです。そしてこれと同じように、基本を押さえた後、患者の症状に応じて心電図を見る視線・視点を持つ…これがラスト・ステップであり、このステップが終了すれば、仮免許が本免許になります。そして、この後は自信を持って自ら実地で経験を積みながら、さまざまな細かなテクニックも自然に身についていくことでしょう。基本がしっかりしていれば、能力の開発効率が高くなるものです。

このラスト・ステップの意味から推測できることですが…逆に症状がない場合、つまり(1)や(2)のような場面では、１stステップ、２ndステップで異常がないと自信を持って判断できれば、このラスト・ステップは不要になります（えっ、そんなのでいいの？　と思う方はたくさんおられると思いますが、その理由は後で述べますので、このまま前に進みましょう）。ここでは、症状、特に何らかの胸部症状がある場合に限って考えてみます。

あなたはその胸部症状の原因検索のために、12誘導心電図が必要だと考えて記録したわけです。主が「症状」で、そのための従の一つが「心電図」ですね。すごく当たり前のことではないかと叱られてしまいそうですが…いつの間にか主従が逆転してしまっているということはないでしょうか？

「患者の症状」が主で、「心電図」は従である。

これは当たり前過ぎる…しかし心電図を勉強し始めると、どうしても主従が逆転しやすくなってしまうのです。私自身の過去を振り返ってもそうなのですから。思い返して、次のようなことが全くないと言い切れるでしょうか。

- **症状がないにも関わらず、ST部分の異常をまず虚血ではないかと考えてしまう**
- **胸部圧迫感があるものの、心電図の異常がなければ心臓由来でないと考えてしまう**
- **心電図の異常所見から、幾つかの鑑別診断を思い浮かべる**

心臓病の鑑別診断は、決して心電図からもたらされるわけではありません。患者の背景・症状が出発点であり、その参考資料として心電図があるのですが、なぜか心電図を記録したときに心電図所見から鑑別診断が挙がってきてしまう…そんな雰囲気が醸し出されるのは、心電図の長い歴史からもたらされているのだろうと思います。このことは決して悪いことではありません。昔は、患者の症状、身体所見、心電図や胸部レントゲン写真だけで診断しなければならなかったのですから、心電図の鑑別診断は重要なのです。ただ、そのために記憶しなければならない事項が多くなり過ぎて覚えにくくなっただけでなく、心電図を記録した目的自身が忘れ去られそうになる…そんな気がしています。実際に、心電図に関する多くの教科書では、たとえば「ＳＴ上昇」という項目があり、それに関してどのような疾病があり得るかが羅列されています。もちろん必要な知識なのですが、この思考の順序に慣れてしまうと、患者を診るときの思考までもが心電図所見から出発しがちです。

「あらためて患者の症状の原因を知るために12誘導心電図が記録されているのだ、12誘導心電図を読むためではない」、という当たり前の意識を強く持ってほしいと思います。症状の原因を知るために、12誘導心電図を利用しているだけなのです。

ではこのラスト・ステップでは心電図のどこに視点を合わせればよいのでしょうか。「心電図すべてから情報を得る必要があるだろう」、が答えになります。しかし、私たちはもう１stステップでリズムの異常をチェックし、２ndステップでＱＲＳ波の異常をチェックし終わっています。

1stステップ、2ndステップを終えていれば、
患者の症状の原因検索を行うための視線は限定される。それが、ST部分・T波だ！

そしてもう一度強調しておきます。無症状の人のST部分やT波の異常を一生懸命探してもあまり意味がありません。そこから出発しても答えは得られないことがきっと多いことでしょう。一つ一つの仕事に目的意識を持たなければ、概して仕事の効率は上がらず、徒労に終わりやすいのは心電図の世界だけではありません。だから、このラスト・ステップは症状のある患者のためにこそ存在しているのです。

学生さんや研修医は12誘導心電図を見るとなぜかST部分やT波に目がいきやすく、そして徒労の経験を無意識のうちに積んでしまって、心電図から遠ざかってしまうことが多いような気がします。ST部分やT波は…患者の症状があって初めて視線を合わせる価値のある部分なのだということをあらためて意識してもらって、このラスト・ステップを始めたいと思います。

急性冠症候群の診断と心電図の関係

「患者に胸部症状があり、生命に関わる心臓病は何か、そしてその頻度が最も多いものは？」と聞かれれば、誰もが虚血性心疾患と答えることでしょう。つまり、多くの心臓病があったとしても、最も見逃してはいけないもの、それが虚血性心疾患であり、このラスト・ステップの主眼は「心電図を用いて、虚血性心疾患を見逃さないこと」に尽きます。

ラスト・ステップの主眼は虚血性心疾患を見逃さないこと！

ここで、「見逃してはいけない虚血性心疾患とは何か」について、少し触れておきましょう。

古くより虚血性心疾患は、狭心症と心筋梗塞に分類されてきました。これは虚血によって心筋が壊死したかどうかで病名を振り分けているわけですが、非常に微少な壊死を診断する方法がない時代（ＣＰＫやＧＯＴで診断する時代ですね）には妥当な分類法だったと思います。しかし、近年ではトロポニンＴなどの検査法が導入され、従来なら狭心症と診断されていたものの中に、実は微少な心筋壊死を伴っているものがあることが判明し、狭心症と心筋梗塞は連続的な事象であると考えられるようになりました。そこで、不安定狭心症、急性心筋梗塞を合わせて「急性冠症候群」と総称するようになったわけです。これは、患者の治療という観点から見て当然のことと思います。不安定な狭心症であろうが、急性心筋梗塞であろうが、その診断名によらず施されるべき治療は同じだからです。

急性冠症候群（不安定狭心症・急性心筋梗塞）を見逃さない…なぜなら外来診療では、救命に唯一つながる行為が「急性冠症候群を疑い、迅速に専門病院に紹介すること」だから。

「な～んだ、それならば知っていることばかりだ」と言われてしまいそうです。「急性大動脈解離は忘れていいの？」などと批判されるかもしれません。もちろん症候論から考えれば当然のことなのですが、話が拡がりすぎるので、ここではあくまで心電図に絞って説明しましょう。そして、このとき、容易に形成されるイメージは…「胸部圧迫感が30分以上持続している患者で、心電図を記録したらＳＴ部分が上昇していた」といった患者像でしょう。急性心筋梗塞ではST部分が上昇するということはどの教科書にも書かれています。

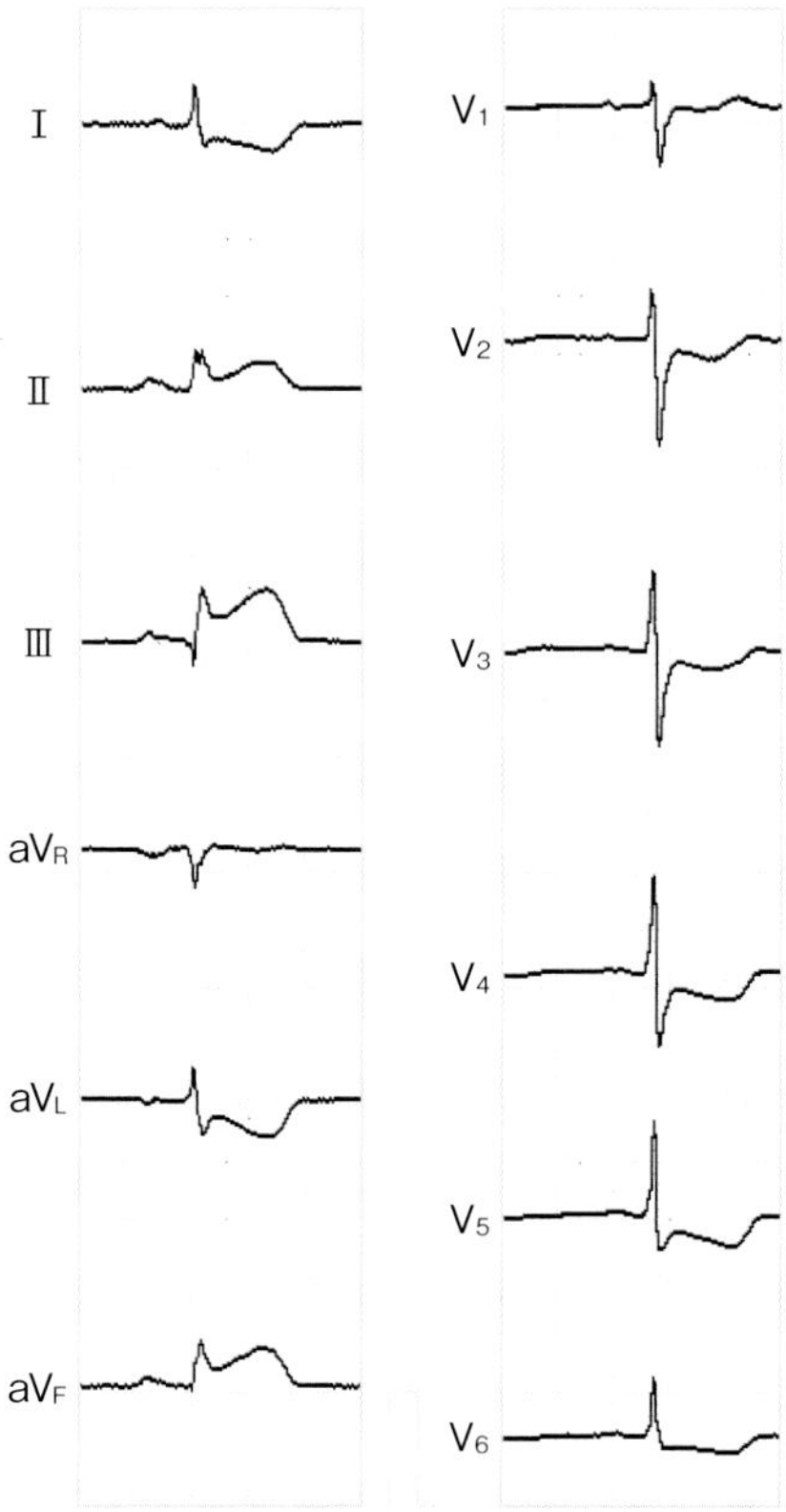

これは誰が見ても、迅速に専門病院に送るよう手配することになる心電図です。このような場合、さらに詳しい心電図に関する知識を持っていても、取るべき医療のアウトカムが変わるようなことはないでしょうから、もうこれ以上何も覚える必要はありません…と書いてしまうと心電図の本らしくないので、参考事項を書き留めておきますが、あくまでもそれらしくお化粧しているだけで、物事の本質ではないと考えてもらって結構です。

1. ST部分の上昇と低下が同時に存在すれば、ST部分の上昇を重要視する！

理屈をこねればいくらでもこねることができますが、心電図にとっては、ST部分を上昇させることの方がST部分を低下させるよりずっと難しいのです。難しいことが起こっているのですから、症状があるときにはＳＴ部分の低下ではなく、上昇から探すようにしましょう。この心電図では第Ⅱ・Ⅲ・aV_F誘導に当たります。ＳＴ部分の上昇の方がより強い心筋障害が生じていることを意味し、そのとき同時に記録されているＳＴ部分の低下（この心電図では胸部誘導です）はその反映に過ぎません（これを「鏡像的変化」と呼んでいます。急性冠症候群では、ある誘導でＳＴ上昇がある場合に、そのちょうど反対側の誘導ではＳＴが低下していることが多いのです。誘導は心臓をどこから見るかという「方向」ですから、ちょうどその反対側から見ると逆に見えるという感覚です）。

ＳＴ部分・Ｔ波を見る第１の視点 ―― 症状があるときにはＳＴ部分の上昇があるかどうかから出発しよう！

2. ＳＴ部分がどの誘導で上昇しているかを知ることで、どの冠動脈の閉塞かを診断することができる

N Engl Med 2003; 348: 934, 935 [4)] に〝Algorithm for Electrocardiographic Identification〟という表があり、心電図から高い感度と特異度で罹患病変を推定できることが報告されています。う〜ん、心電図から高い感度と特異度で罹患病変を推定できる…すごいですね。でも、こんなことを考えている時間があったら、すぐに患者を専門病院に送るよう手配した方が患者のためです。だから、このような知識はあくまで参考事項だと思っているくらいの方が、医療としてはまともな気もします。

実は、私はもっと重要なことがあると思っています。それを理解してもらうために、まずこんな質問をしてみましょう。

「急性冠症候群の中でいったいどのくらいの頻度でSTが上昇しているものなのでしょう？」

次は、それとは全く逆の質問です。

「全く正常な心電図であるにも関わらず、急性冠症候群であることはあり得るのでしょうか？」

もう少し進めてみます。微妙なST低下があって怪しい。あるいは正常だけれどもなんとなく症状が怪しい。そんな場合に経時的に心電図を記録して変化するかどうか見てみようと思うのはごく自然です。

では…

「経時的に心電図を記録することで、急性冠症候群の診断率はどの程度向上するのでしょう？」

皆さんは答えられるでしょうか。ST上昇を見逃さないことはもちろん重要ですが、臨床的にはこれらの質問に対して回答できることの方がずっと重要です。なぜなら、その回答こそが「ST上昇を見逃さない」という行為の大前提にあるからです。例えば、急性冠症候群で10％にしかST上昇が観察されないのであれば、そもそもST上昇の有無に注意を払うことの意義は患者のたった10％でしかないことになってしまいます。つまり、90％は見逃しです。ですから、まずこれらの質問に対する回答を示しておきます。

「急性冠症候群の中でいったいどのくらいの頻度でＳＴが上昇しているものなのでしょう？」

J Am Coll Cardiol 2000; 36: 2056[5]によれば、ＳＴ上昇を示す急性心筋梗塞は、１９９０年代初頭に36％であったものが、１９９０年代後半には27％に低下しています。そもそもＳＴ上昇から急性冠症候群を診断できるのは、患者の4分の1〜3分の1にしか過ぎません。ＳＴ上昇から急性冠症候群を診断するという態度では、患者の大半を見逃してしまうのです。

「全く正常な心電図であるにも関わらず、急性冠症候群であることはあり得るのでしょうか？」

Am J Cardiol 1987; 60: 766[6]では、ＣＣＵに転送された患者の心電図と最終診断に関する解析が報告されていますが、正常な12誘導心電図を呈していた患者のうち約10％に急性心筋梗塞が生じていたとされています。ちなみにごく軽度のＳＴ－Ｔ変化を呈する患者では、この急性心筋梗塞の頻度が41％にまで跳ね上がりました。この頻度は高すぎる…と思われるかもしれませんが、あくまでもＣＣＵに転送されたという条件があるためです。理解してほしいことは、正常な心電図を呈する急性冠症候群があるということです。

「経時的に心電図を記録することで、急性冠症候群の診断率はどの程度向上するのでしょう？」

少し古い報告ですが、*Br Med J* 1976; 2: 449[7]によれば、最終的に急性心筋梗塞と診断された患者のうち、初診時の心電図だけで心筋梗塞が診断された患者は約50％に過ぎませんでした（この報告では約16％の患者は心電図上「心筋梗塞なし」と判断されています）。そして連続的に心電図を時系列で記録することにより、この診断率は83%にまで上昇したということです。このことは、「時系列で心電図を記録することは有用であるけれども、ここまで行ったとしても患者の17%（100%－83%）は心電図だけでは見逃されてしまう」ということを意味しています。

急性冠症候群は心電図で見逃されてしまう可能性が高い！
ST部分の上昇だけで判断すると…半数以上見逃し
ST部分の低下やT波の異常まで考慮しても…10%以上見逃し

驚かれたでしょうか？　心電図から出発すると、このような大前提を忘れやすくなるのです。多くの心電図の教科書では何らかの異常所見を説明することから始まってしまうので、そもそもその異常所見がどのような頻度で生じるのかが気付きにくくなってしまいます。先の質問に対する回答は…急性冠症候群の診断において心電図という検査法は、期待されるほど感度が高くないことを意味しているのです。

なぜこのようなことが起こってしまうのでしょう？　それには二つの理由が挙げられます。

1. 12誘導心電図は心臓の後面についてはガラ空き！

背面には一つも電極を付けていません。もし付けたとしても、肺を通して得られる電気的情報には歪みがあるでしょう。「頭隠して尻隠さず」の逆です。例えが悪すぎますが…このような感じです。心電図は、心臓の前面の現象しかとらえていません。心臓の後壁に何かが起きていても、なかなか心電図には現れにくいのです。これが正常な心電図でも急性冠症候群があり得る一番大きな原因です。

2. 急性冠症候群の原因となる冠動脈狭窄・閉塞は、太い冠動脈から細い冠動脈のどのレベルでも生じ得る！

理論的に心電図を考える場合、狭心症を「太い冠動脈の狭窄によって生じる心内膜領域の虚血」、急性心筋梗塞を「太い冠動脈の閉塞によって生じる貫壁性の梗塞」というモデルとして念頭におけば、心電図変化をうまく説明できます。しかし、これはあくまでもモデルに過ぎません。実際の人間の心臓ではもっと多種多様な病変があるでしょう。「急性冠症候群」という概念が、そもそも不安定狭心症と心筋梗塞すら区別できないという事実から出発していることがその象徴です。つまり、典型的な心電図変化はモデルのような病態で生じるかもしれませんが、実際の急性冠症候群ではそれ以外の非典型的心電図変化の方がむしろ多いと考えられます。

ＳＴ部分・Ｔ波を見る第2の視点 ── 急性冠症候群を疑わせる症状があるならば、ＳＴ部分やＴ波の異常はどの誘導でも、またどんな小さなものでも陽性所見の可能性があるという態度で見よう！ 急性冠症候群の心電図所見はなんでもありありなのだという意識を持って！

ちなみに、この「どの誘導でも」を強調しておきます。これまでの１stステップ、２ndステップでは、見る誘導を限定することを強調してきましたが、このラスト・ステップではaV_R誘導を含むすべての誘導のＳＴ部分とＴ波を見るのです。患者に症状があるのですから、見る価値があります。これは、これまであまり見なくてよいとされてきたaV_R誘導も例外ではありません。ちなみにaV_R誘導の方向には、心室筋はありませんが、心室がないからこそ、この誘導でのみ心臓の内腔に関する情報が表現されています。もし、aV_R誘導でＳＴ部分が上昇していたら、それは心臓の内膜側が相当な虚血に陥っているということです。すべての誘導のＳＴ部分、Ｔ波の異常を一生懸命探しましょう。

そして、さらにもう一つ覚えておいてほしいことがあります。それを理解してもらうために、ここで最近私の病院に入院した急性冠症候群例の心電図を二つ示します。これだけで、急性冠症候群と診断できますか？

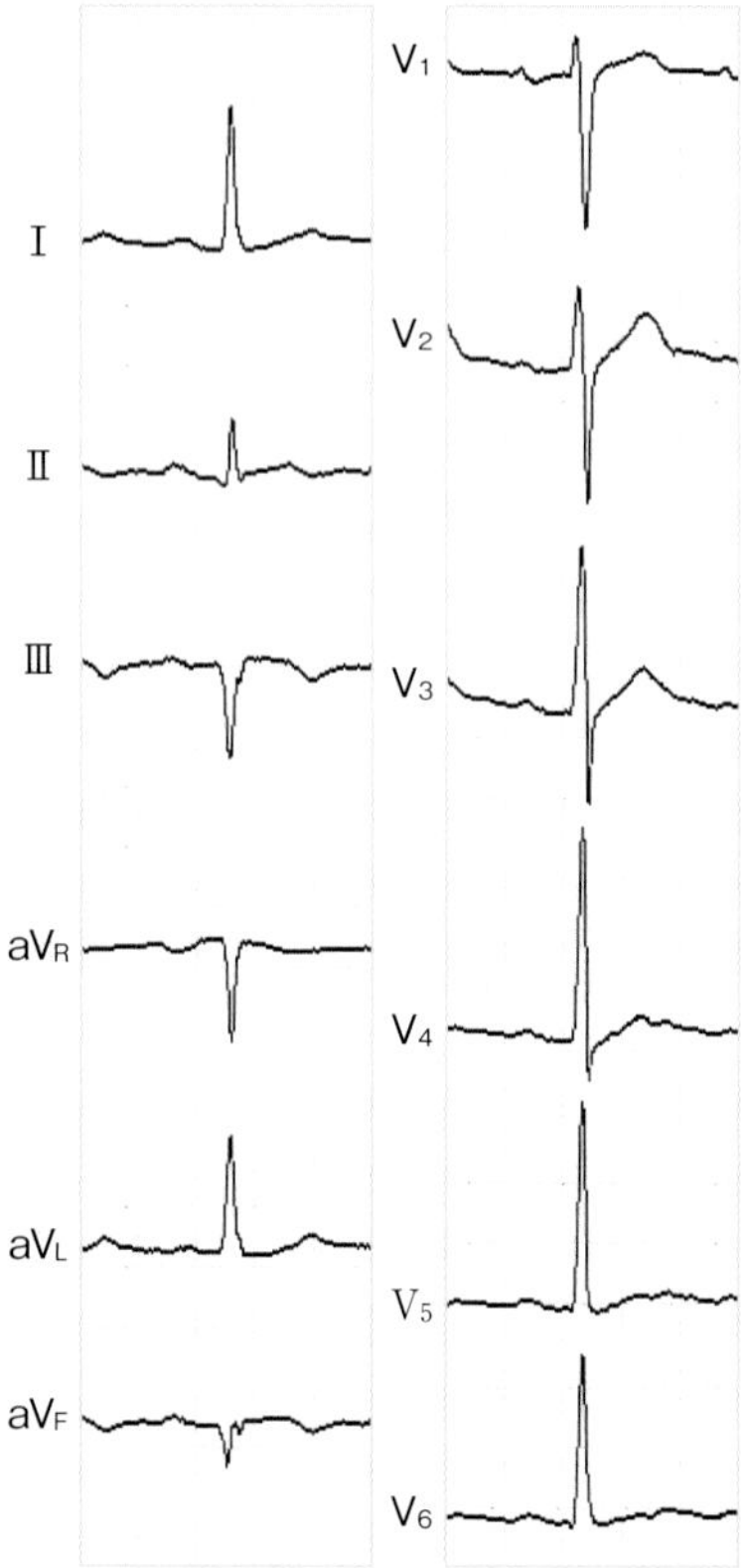

この心電図では、わずかに第Ⅱ・Ⅲ・aVF誘導でSTが上昇しているのですが、漠然と見てすぐに気付くでしょうか？（指摘されて初めて気付くレベルです。）

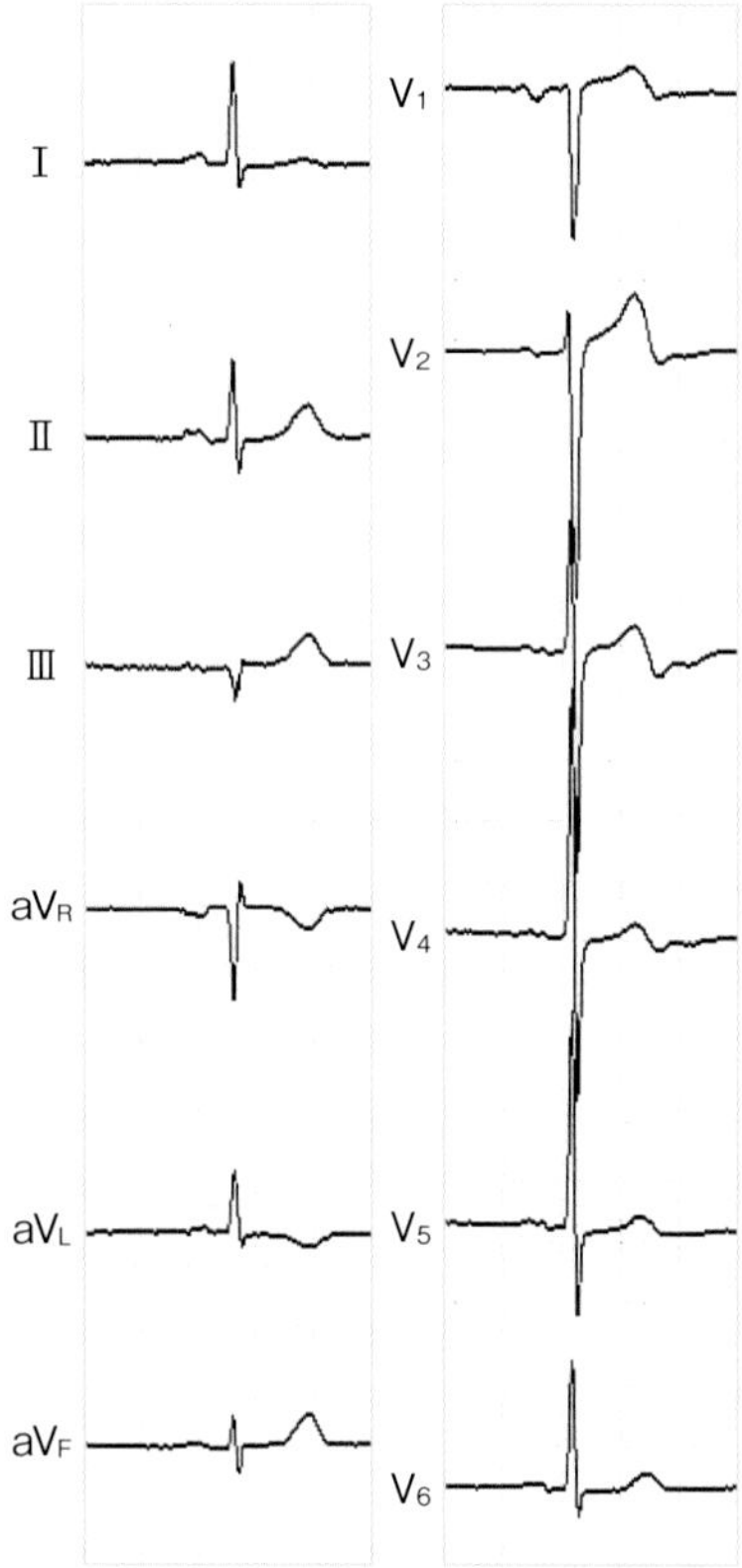

この心電図では、ST変化は目立たず、むしろ微妙なT変化に気付くことになりますが、急性冠症候群と診断できますか？（よく見るとV3・V4誘導に陰性U波と呼ばれるものがあります。専門家ならこれを見逃してはいけないと指摘するでしょうが、この本ではそんなことは言いません。）

さらに過去の例ですが、夜間当直帯に受診し、大丈夫だと言われて帰宅した後も症状が改善せず、翌日受診したときに心電図が大きく変化した例を示します。当直帯の心電図だけを見て、急性冠症候群だと診断できるでしょうか？

実はこのようなことは現在の日常臨床でもあり得ることなのです。最近の研究でも、急性冠症候群の1～4％が大丈夫だと診断されて帰宅させられていることが報告されています（*Semin Vasc Med* 2003; 3: 363）[8]。

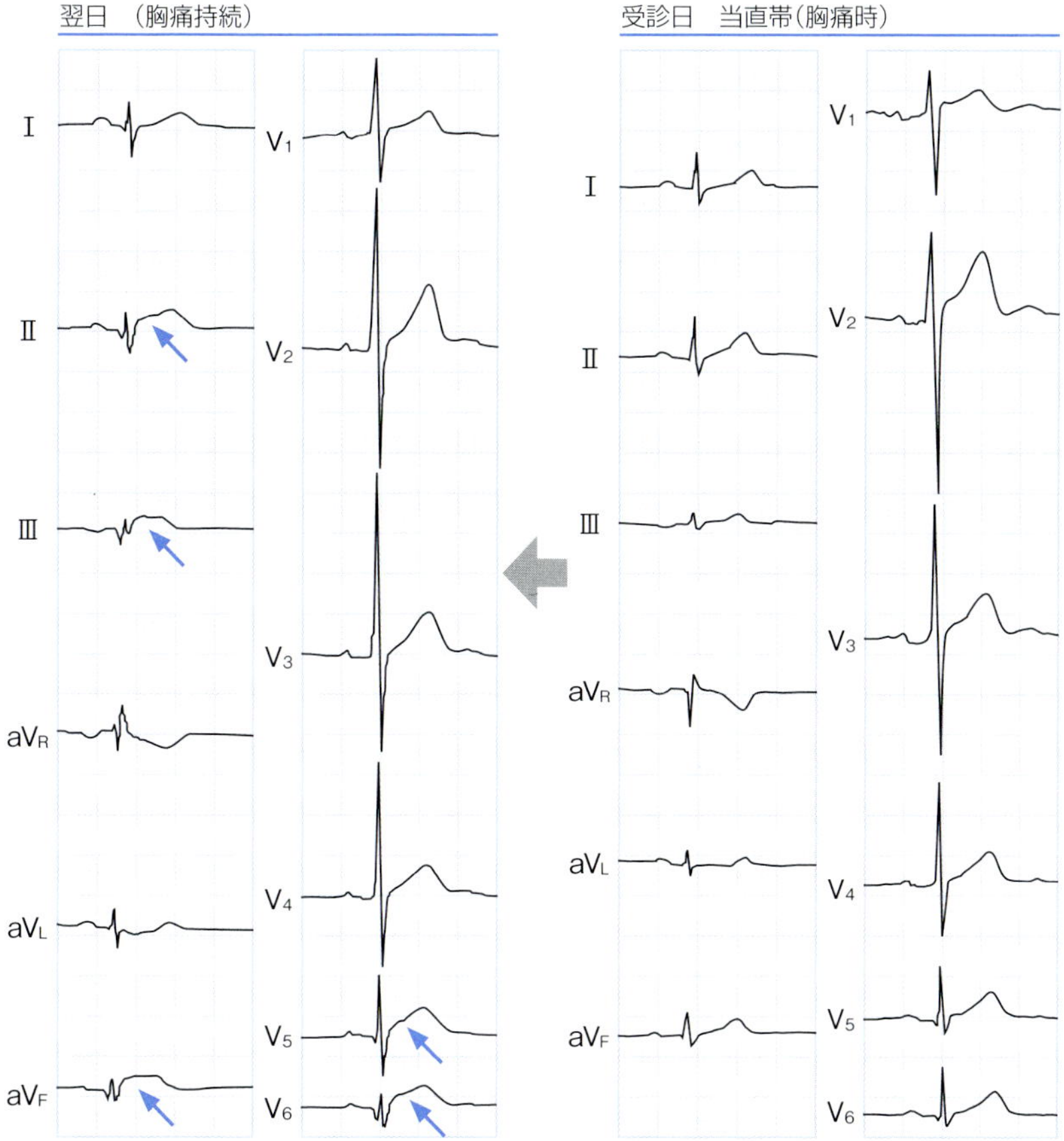

初めに書いたように、このラスト・ステップの一番の目的は胸部症状がある患者を前に、急性冠症候群を見逃さないということでした。そして、ここまで述べてきたことは、すべての誘導のＳＴ部分、Ｔ波の変化は小さなものでも見逃さないということでした。しかし、例に挙げた現実を見て知ること…それはこの心電図のラスト・ステップにこだわり過ぎると急性冠症候群を見逃してしまうという矛盾する現実なのです。

ＳＴ部分・Ｔ波を見る第３の視点 ―― ＳＴ部分とＴ波にこだわり過ぎると、急性冠症候群を見逃してしまう！

これは視点とは言えませんね。ただ「急性冠症候群が疑われるから入院させましょう（転送します）」と言ったときに、「いや、この心電図でそれはないでしょう。もう少し様子を見たら…」と言われる根拠はないと知ってほしいので、あえて視点として取り上げておきました。

では、「いったい急性冠症候群はどのように診断すればよいのだろう？」と思う方がおられるかもしれませんが、これは他の病気の場合と全く同じなのです。急性大動脈解離も同じです。症状からまず疑うこと、そして用いることのできるすべての検査から総合的に判断することに尽きます。「虚血性心疾患なのでまず心電図から」、と思わないような頭の準備をしておく必要があります。道路に書かれている標識だけを見ていても安全運転はできません。周囲の状況を見てください。公園に隣接する道路を運転しているときは、いつ子供が飛び出してもおかしくないという気持ちをどこかに持っているでしょう。心電図だけから急性冠症候群を診断したり、除外したりすることは、道路の状況を考慮しないで道路標識だけを見て運転しているようなものなのです。

参考までに、米国心臓病学会（ACC）／米国心臓協会（AHA）のガイドラインから急性冠症候群の診断手引きの和訳を引用しておきます。総合的な診断が要求されていることがよく理解できることと思います。

冠動脈疾患から急性冠症候群を来す兆候（ACC/AHA 2007 Guideline [9]より改変）

	可能性高い	可能性中等度	可能性低い
	下記のいずれか	“可能性高”の要素を持たないが以下に該当するもの	“可能性高”または“可能性中等度”の要素を持たないが可能性があるもの
既往歴	● 過去の狭心症と、胸部あるいは左腕の痛み、不快感の再発 ● 心筋梗塞などを含む冠動脈疾患の既往	● 胸部あるいは左腕の痛み、不快感 ● 年齢70歳以上 ● 男性 ● 糖尿病	● “可能性中等度”に該当しないが虚血性症状を疑わせる特性を有する ● 最近のコカインの使用
理学的所見	一過性の僧帽弁逆流による汎収縮期雑音、低血圧、発汗、肺水腫、または水泡音	心外性血管疾患	触診時の胸部不快感
心電図	複数の胸部誘導において新規に認められるST偏位（1mm以上）またはT波陰転	● Q波の出現 ● 0.5～1mmのST低下または1mm以上のT波陰転	● 高いR波後のT波の平低あるいは1mm未満の陰転 ● 正常心電図
心血管系マーカー	トロポニンI、トロポニンTまたはCK-MBの上昇	正常	正常

COLUMN

急性冠症候群以外のST上昇の原因疾患

ST－T変化で最も見逃してはいけない疾病が急性冠症候群ですが、症状を伴う他の疾病についても挙げておきます。でも、実はそれほど多くないのです。

1. 急性心膜炎
2. 心筋炎

心筋炎は急性冠症候群と同様、一刻を争う疾病ですから、急性冠症候群と同じように対処して構いません。ということは…残るところは急性心膜炎だけ知っていれば十分ですね。

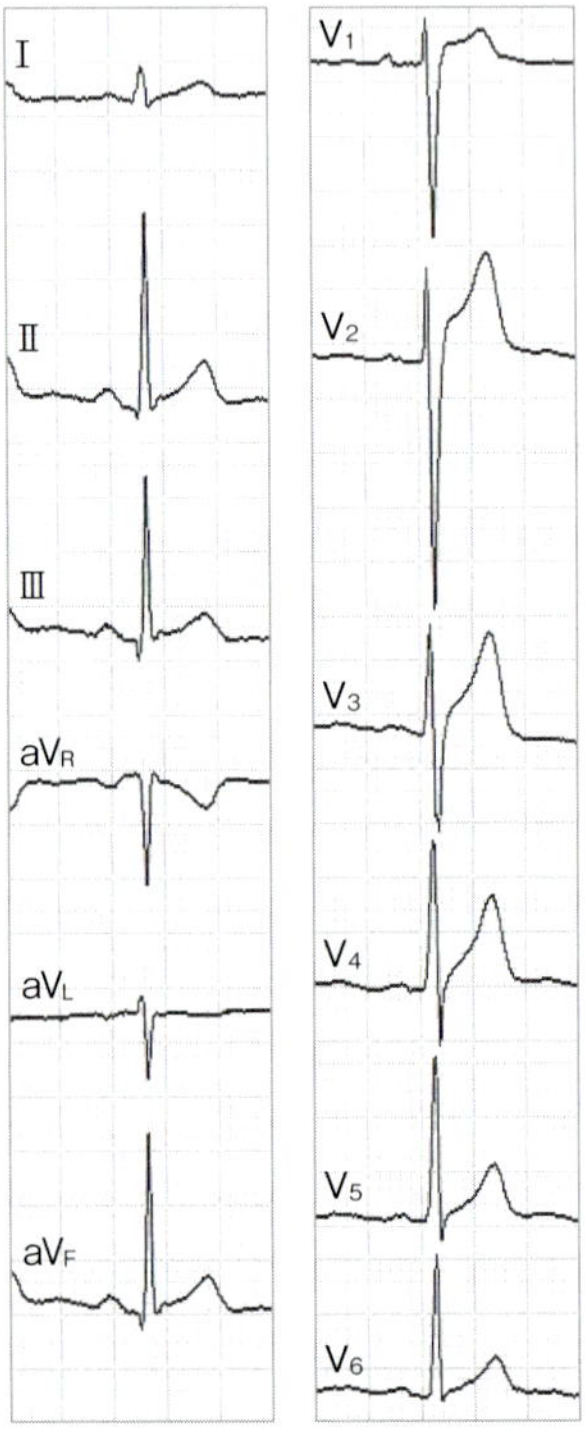

この心電図は特徴的です。ST上昇の範囲が広範で（通常aV_R誘導とV_1誘導以外すべて）、ST上昇のタイプが上方に凹と言われています。臨床的な感覚としては、こんなに広範にST部分が上昇しているのに、重症感に乏しく、同じ胸痛でも鋭い痛みで、吸気で増強するので（胸膜痛）、とても虚血性心疾患とは考えられないというようなイメージの患者像です。

ちなみに無症候性のＳＴ－Ｔ変化の理由は、山ほど挙げられます。

- 左室瘤
- 左室肥大
- ブルガダ症候群（およびブルガダ波形）
- 心筋症
- 種々の薬物
- 電解質異常
- 早期再分極

ただし、実際のところ、これらは覚えても臨床的にはあまり役に立ちません。というのも、他の検査法や病歴から診断されることばかりだからです。

無症状例におけるST部分・T波の異常は？

健康診断の心電図を見ると、極めて高い頻度でST部分やT波の異常が目に付きます。ST低下、平低T波、陰性T波などです。無症状のものについてはラスト・ステップは不要と書きましたが、どうしても目に付いて気になる所見だと思いますから、ここで、このような健康診断ではラスト・ステップが不要である根拠を示しておきましょう。

前節では、症状があれば、これらのST－T変化はすべて虚血性心疾患と考えて対処した方がよいということを述べました。これは少し難しい言葉で表せば…事前確率の高い患者では（胸痛があるのですから、心電図を記録する前から急性冠症候群の確率は高いわけです。言い換えれば、その可能性があると考えたから心電図を記録したのでしょう）、検査の偽陰性が生じやすいので小さなST－T異常も見逃さないようにしましょう…ということになります。そして逆に、健康診断のように全く症状がない場合はこれとは正反対のことが生じやすくなります。

健康診断などでは、ルーチンとして心電図が記録されます。そしてこの場合、そもそも急性冠症候群の患者が含まれる可能性は極めて低いと考えられるでしょう(少なくとも虚血性心疾患を疑って記録した心電図ではないわけです)。このように事前確率が低い患者において行われる検査結果は、偽陽性であることが多くなるのです。

急性冠症候群が疑われる患者では心電図の偽陰性が、無症状の患者では心電図の偽陽性が多くなる…という当たり前のことを頭に置いておこう！

分かったようでまだピンとこない感じが残っているかもしれません。そこで、運動負荷心電図検査に関する報告を提示します。運動負荷心電図検査は、心電図を記録しながら運動負荷を行う検査で、運動負荷によってST部分1㎜が以上低下すれば「陽性」とします。一般的に、この検査の感度・特異度はいずれも70％前後と考えられていますが、*N Engl J Med* 1979; 300: 1350 [10]には、実際の運動負荷試験結果と冠動脈疾患の確率が提示されています。論文には極めて詳細な数字が提示されていますが、分かりやすいようにグラフで示してみましょう。パッと考えると70％くらいかなと思うかもしれませんが…

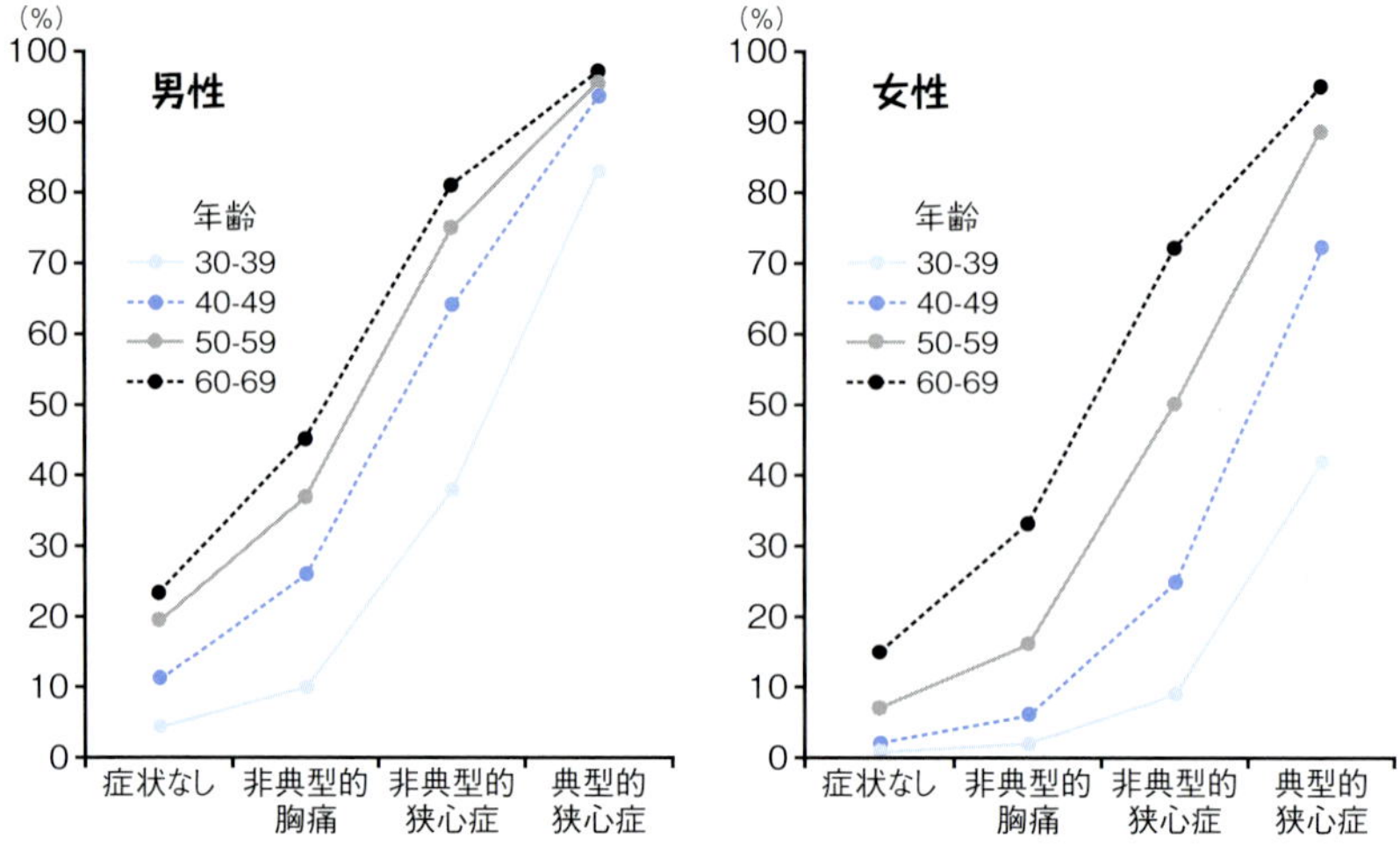

N Eng J Med 1979; 300: 1354 より改変

運動負荷試験によってST部分が1～1.5mm低下した場合の冠動脈疾患の確率

このグラフでは、全員、運動中の心電図で1㎜以上のST低下が認められているのです。にも関わらず、運動負荷試験中にどのような症状があるかによって、実際の冠動脈疾患の確率が大きく変化することが一目瞭然です。そして、「症状なし」に注目すれば、年齢に関わらず（若年齢ではより顕著に）偽陽性が多いことが把握できると思います。

同じことが安静時の12誘導心電図にも当てはまるのです。そして上のグラフに表された確率は、何らかの理由によって運動負荷試験を行った患者の数字であることに注意してください。健康チェック目的に安静時12誘導心電図が記録される場合には、グラフに表された数字以上にST低下が虚血性心疾患の存在を示唆している確率は低下するでしょう。

無症状でルーチンとして記録された心電図上のST部分やT波の変化が、

虚血性心疾患の存在に結び付いている可能性は極めて低い。

もちろん、このような確率は他の患者背景因子によると思います。高血圧、糖尿病、脂質異常症を持つ高齢者では、心電図異常の有無に関わらず虚血性心疾患を有する可能性が高くなるのは当然です。無症状でST部分やT波の変化がある場合には、その異常自体をとらえるのではなく、患者の持つ危険因子と併せて判断するという態度が適切ではないでしょうか。

ちなみにもう一つ参考事項を…。*Circulation* 2002; 106: 2787 [3] では、冠動脈疾患がなく症状も伴わないボランティア1083人（平均年齢52歳）に運動負荷心電図検査が行われ、その後の経過観察の結果が報告されています。このような対象で、運動負荷試験の心電図が正常だったのは611人のみで、その他の例では何らかのST部分の低下がみられたということです。その後7年間で、年率約1％で虚血性心疾患が発症したということですが、心電図異常別の内訳（下図）を示してみましょう。

この数字を高いと見るか、低いと見るかは価値観で

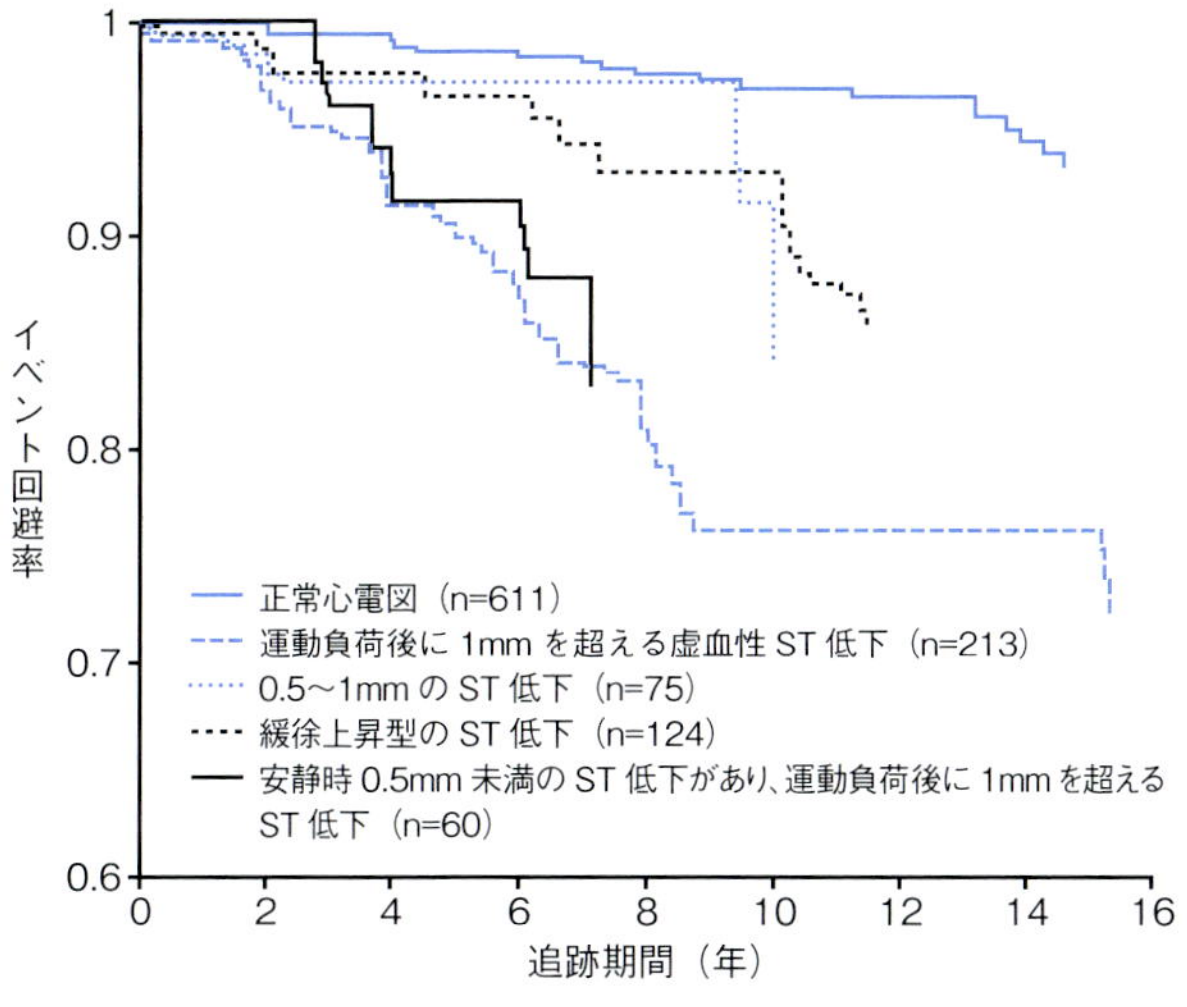

Circulation 2002; 106: 2790 より改変

すが、日本ではこの欧米の数字より低いものと思われます。動脈硬化性因子の少ない患者で、無症候性のＳＴ－Ｔ異常をいくら突き詰めて見ても、やはり無駄なことが多いな、と私は思っています。

「Ｔ波の陰転はどうなのだろう?」と思う方がおられるかもしれません。これは日本からの報告です。*J Am Coll Cardiol* 1994; 24: 739[12]では、86人の陰性Ｔ波の内訳が記されています。このうち、23人が無症状でしたが、20人が正常で３人が肥大型心筋症でした。有症状例63人の内訳は多彩ですが、39人が冠動脈疾患、肥大型心筋症３人、心膜炎２人で、正常者は19人だったとされています。この数字も、ＳＴ変化と同じように、無症状例におけるＴ波陰転は偽陽性所見であることが多いことを示しています（逆に、同じ所見であっても症状のある場合には、重篤な疾病保有率がずっと高くなることも分かります）。

最後に、健常者に24時間心電図を装着して、ＳＴ－Ｔ変化を観察した報告も紹介しておきましょう。*Am J Cardiol* 1982; 49: 1638[13]は、健康男性50人における24時間心電図上のＳＴ－Ｔ変化の頻度を見たという報告です。この研究では、通常の日常生活で15人（30％）に１㎜以上のＳＴ低下が認められ、さらに３㎜以内のＴ波陰転が他の18人（36％）にも認められたということです。この報告を見れば、健康人でも心電図を記録するタイミングで、ＳＴ－Ｔ変化が生じたり生じなかったりすることが十分にあり得ることが理解できるでしょう。

ST部分やT波は刻々と変化する。
健康人でも30％以上の頻度で、ST低下や陰性T波が検出され得る。

健康診断で記録された健康人の心電図の一例を提示しておきます。

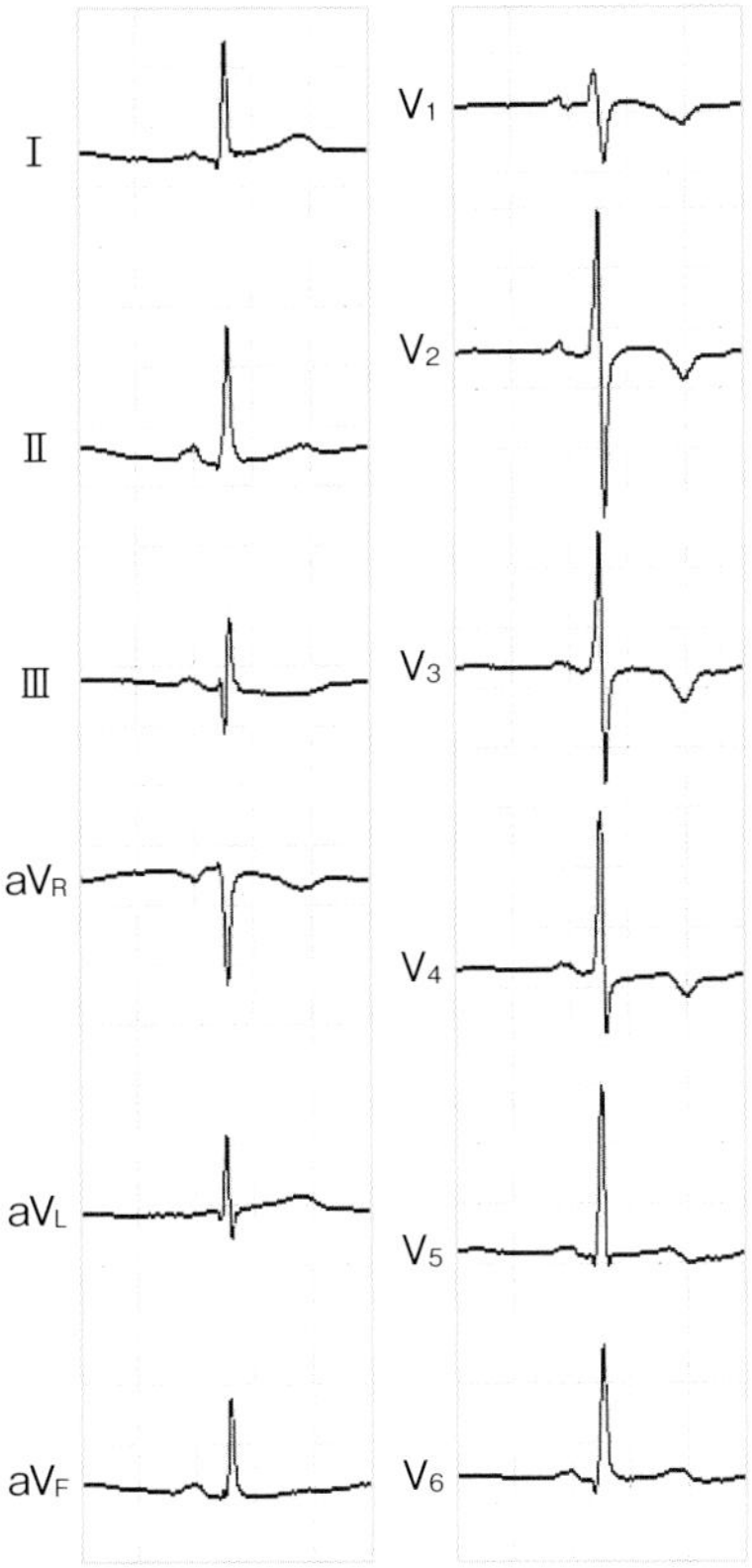

危険？　危険でない？　そのヒントは心電図以外にある！

この章では症状を有する患者についての心電図の見方、ラスト・ステップを示しました。このラスト・ステップでも、２ndステップと同じように、あるいはそれ以上に心電図には限界があり、そしてその限界を知った上で目的意識を持って使いこなすことが重要であることがご理解いただけたでしょうか。

そして、このラスト・ステップでは、「急性冠症候群」という緊急性を要する疾病を対象としています。心電図だけを用いて、この緊急性の判断を間違いなくできるでしょうか？　これは否です。もちろん、ST部分の上昇があれば緊急に対応することは当然です。しかし、これだけでは十分ではありません。何しろ、正常な心電図であっても、急性冠症候群であることが少なからずあり得るのですから。

何が最も信頼できる指標なのでしょうか？　私は何よりも患者の症状、そしてその症状がいつからどのように進行しているかを探ることが最も重要だと思っています。トロポニンTももちろん重要です。ただ、これも検査法の一つであり、発症後３〜４時間では偽陰性があります。検査という方法にはいつも限界が伴うのです。

- **新しく発症した労作性の胸痛**
- **労作に伴う胸痛頻度が増加してきた**
- **軽い労作でも胸痛が出現するようになった**
- **安静時にも胸痛が出現するようになった**
- **現在も胸痛が持続している**

胸痛がどのようなものであるかも重要なのですが、非典型的な胸痛も多く存在します。それよりも私自身は胸痛の進行の様子を大事にしています。そして、右に示したような胸痛はいずれも「何か物事が悪い方向に進んでいるのではないか」と推測させてくれるでしょう。

「急性冠症候群を見逃さない」と心に決めたとき、最も信頼できるのは患者の症状であり、トロポニンTや心電図は応援部隊です。そしてラスト・ステップにおける最終的な医療態度として…

急性冠症候群と誤診しても決して恥ではない！
しかし、急性冠症候群を見逃してしまうことは大きな恥！

私はいつもこのように思っています。

6

練習問題

練習問題

ここまで、私が考える、現代における心電図の取り扱い方について述べてきました。この中で、三つのステップを示し、視線と視点を自ら意識することを強調してきました。逆にこれを強調するあまりに、他の心電図に関する教科書と比べて、心電図の細かい所見に関する記載がなく、不安に思われる方が多いかもしれません。

1stステップで自動車に乗り込むまでの自然動作、2ndステップではシートベルトを装着して自然にアクセルとブレーキを踏んで前進する運転行為、そしてラスト・ステップでは道路状況に合わせた運転の方法を学んでいます。自動車の部品については全く細かな知識は持っていなくても、安全運転はできるのだということを実感してもらうために練習問題を用意しました。これらの心電図を三つのステップで読みながら、あらためてご自身の視線と視点を意識してみてください。各ステップを1秒で終えることができれば、3秒で1枚の心電図を読むことができるはずです。

問題 1

55 歳男性。健康診断の心電図です。
自分の視線と視点を意識しながら読んでみてください。

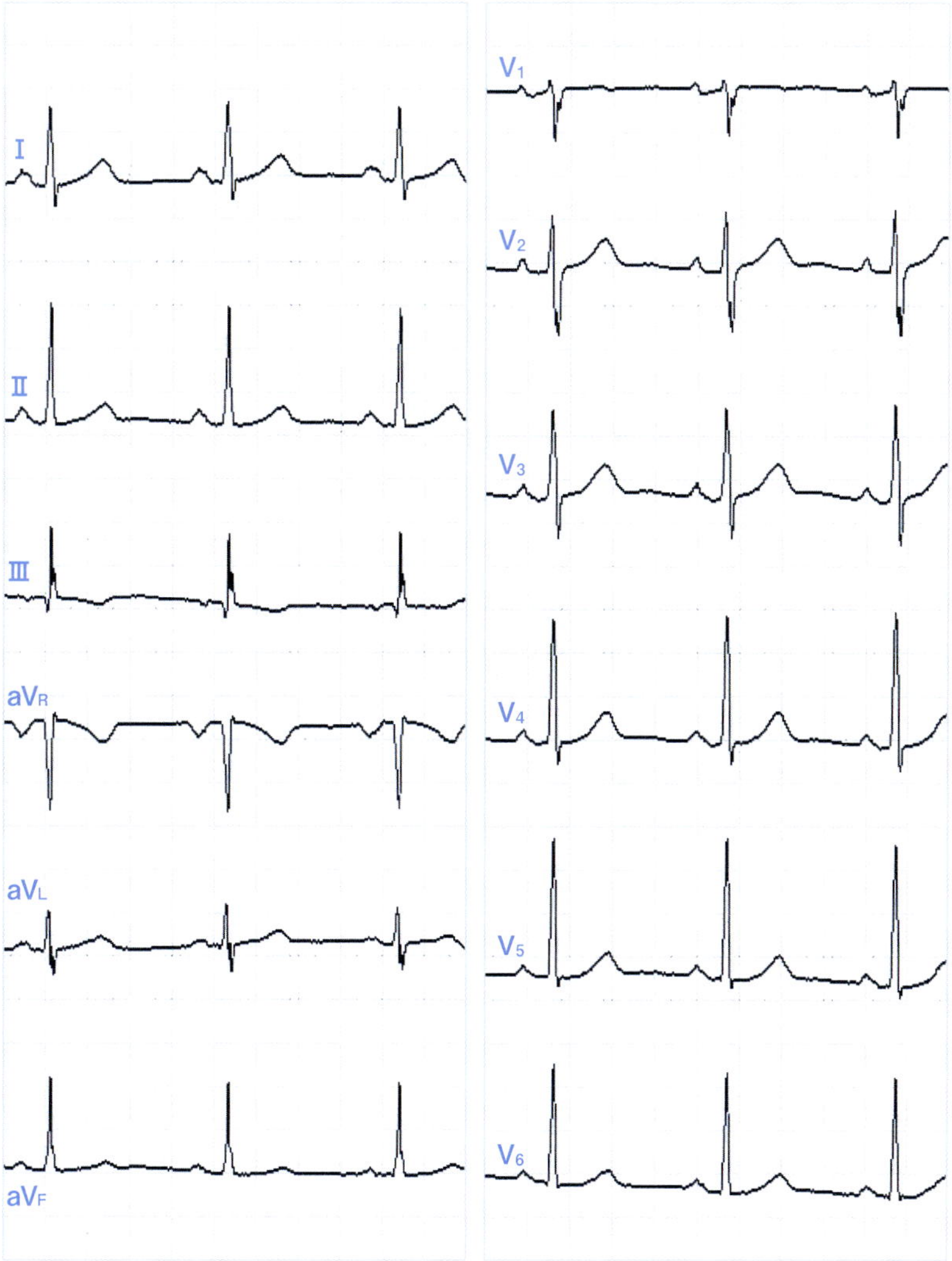

解答 1

1st ステップ

第Ⅱ誘導でP波、QRS波、T波が明瞭に判別でき、P波は上向きで心拍数は73拍/分です。 →正常

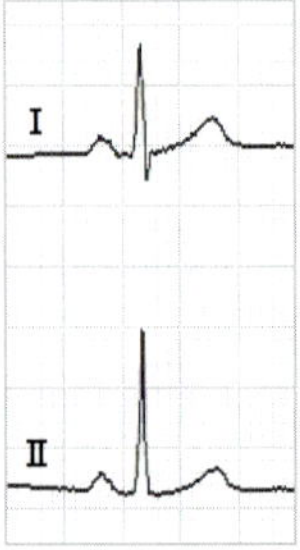

2nd ステップ

肢誘導：第Ⅰ誘導、第Ⅱ誘導に1mm以上の幅を持つQ波はありません。

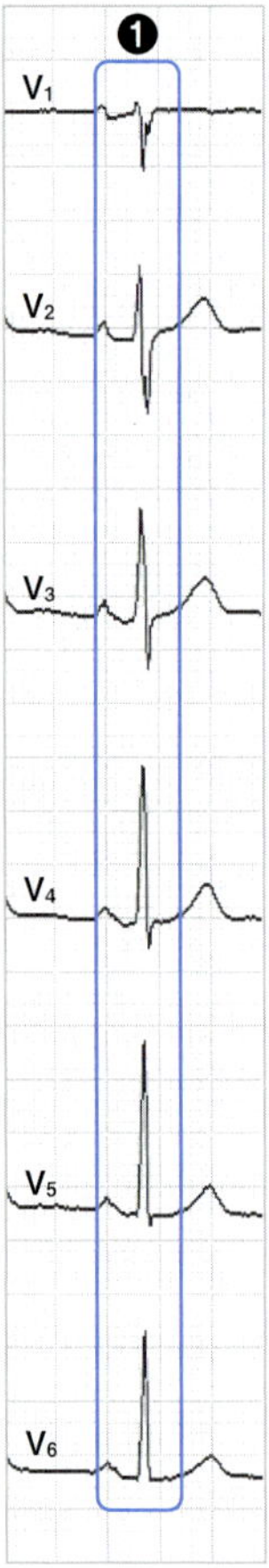

胸部誘導：R波はV_1誘導で最も小さく、V_5誘導まで徐々に増高し、V_6誘導でやや小さくなっています(❶)。V_5誘導のR波の高さは16mm（1.6mV）で25mmを超えていません。

→正常

ラスト・ステップ

健康診断の心電図で無症状であるため、このステップは不要です。

まとめ

正常。

問題 2

62 歳女性。健康診断の心電図です。
自分の視線と視点を意識しながら読んでみてください。

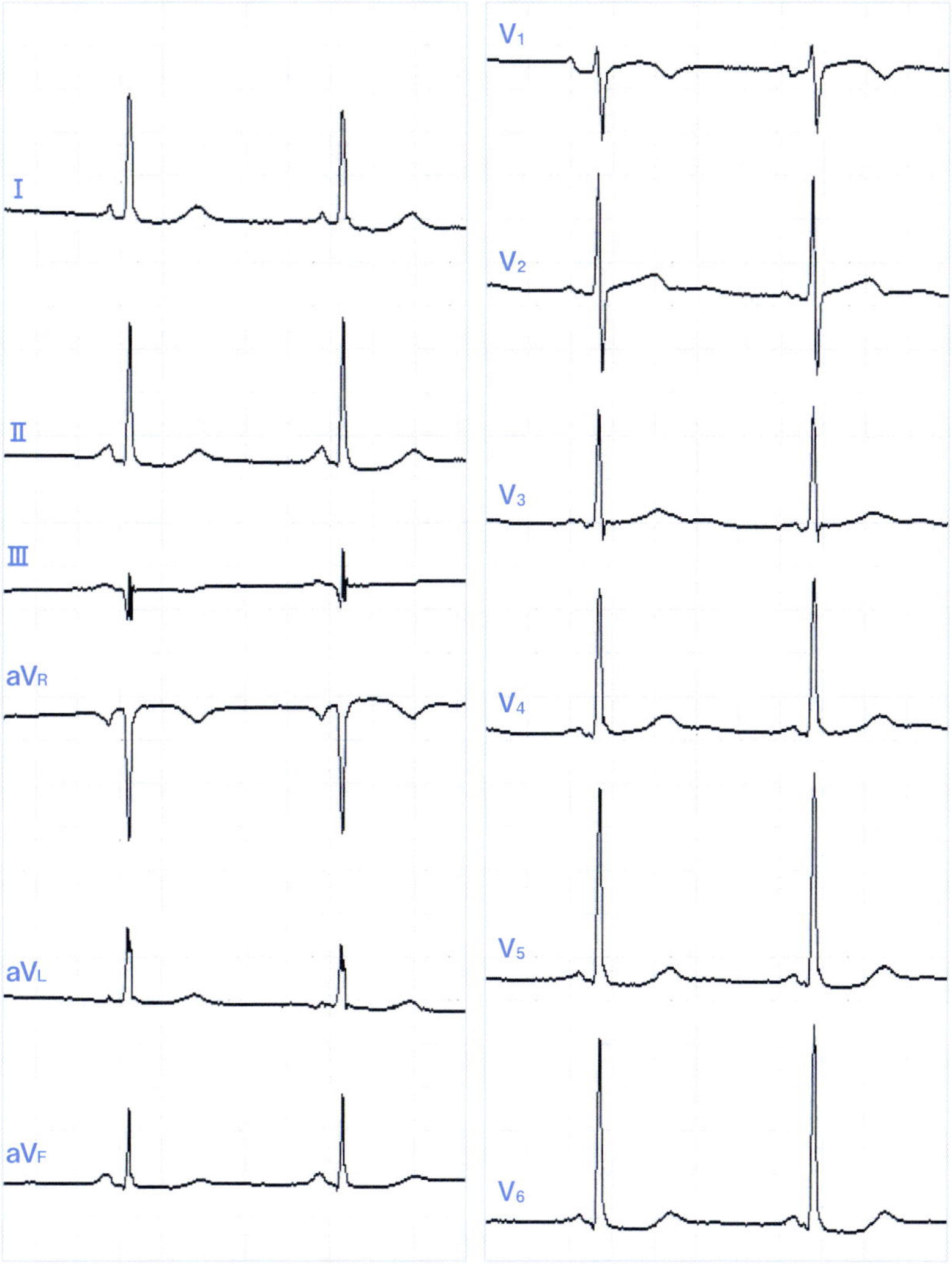

解答 2

1st ステップ

第Ⅱ誘導でP波、QRS波、T波が明瞭に判別でき、P波は上向きで心拍数は60拍/分です。 →正常

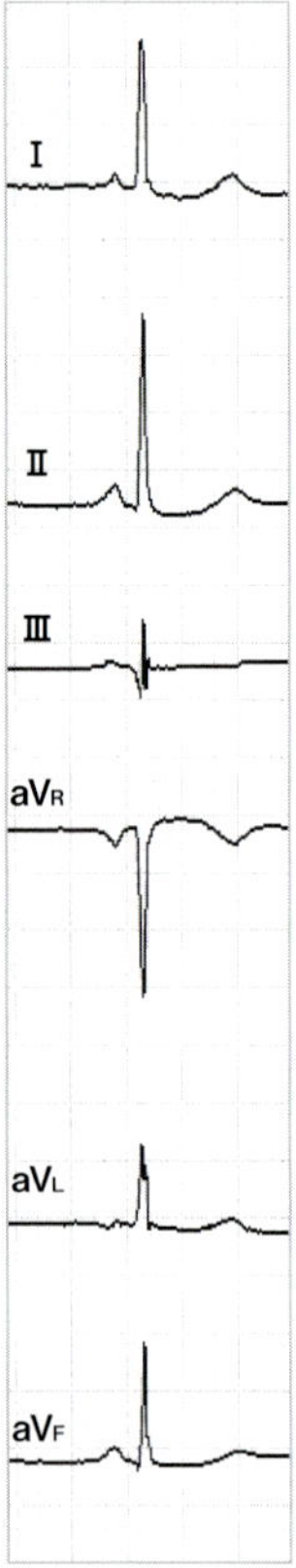

2nd ステップ

肢誘導： 第Ⅰ誘導、第Ⅱ誘導に1mm以上の幅を持つQ波はありません（第Ⅲ誘導のQ波に目がいってしまうかもしれませんが、これは呼吸によって心臓と誘導の位置関係が変化しているためです。このような場合、深吸気時に心電図を記録すると、このQ波は消失します）。

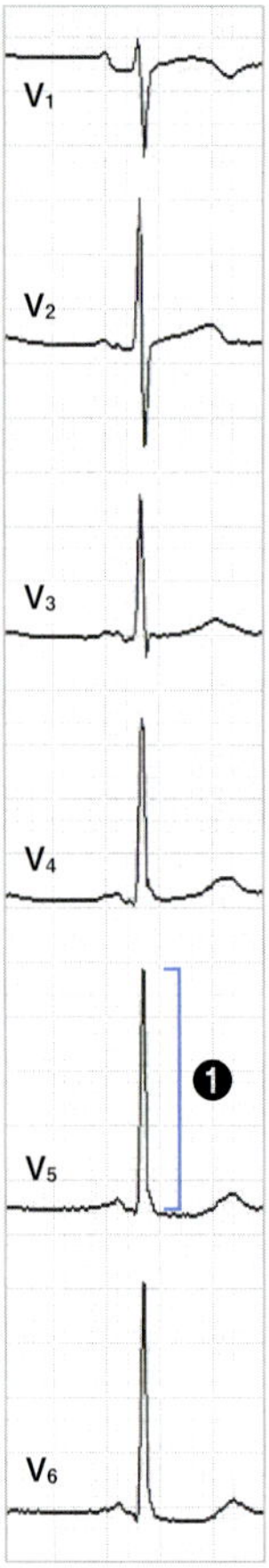

胸部誘導： R波はV_1誘導で最も小さく、V_5誘導まで徐々に増高し、V_6誘導でやや小さくなっています。V_5誘導のR波の高さは22mm（2.2mV）で25mmを超えていません（❶）。

V_2誘導とV_3誘導のR波の増高が少ないと感じる人がいるかもしれませんが、胸部誘導はある程度の幅と許容力を持って見てください。

→正常

ラスト・ステップ

健康診断の心電図で無症状であるため、このステップは不要です。Ⅱ、aV_F、V_5、V_6誘導のST低下が気になるかもしれませんが、無症状なので意味づけることができません。健康な中高年女性ではこのようなST低下がよく見られます。

まとめ

正常。

問題 3

35 歳男性。突然始まった動悸が止まらないと言って受診。
この不整脈は何でしょう。

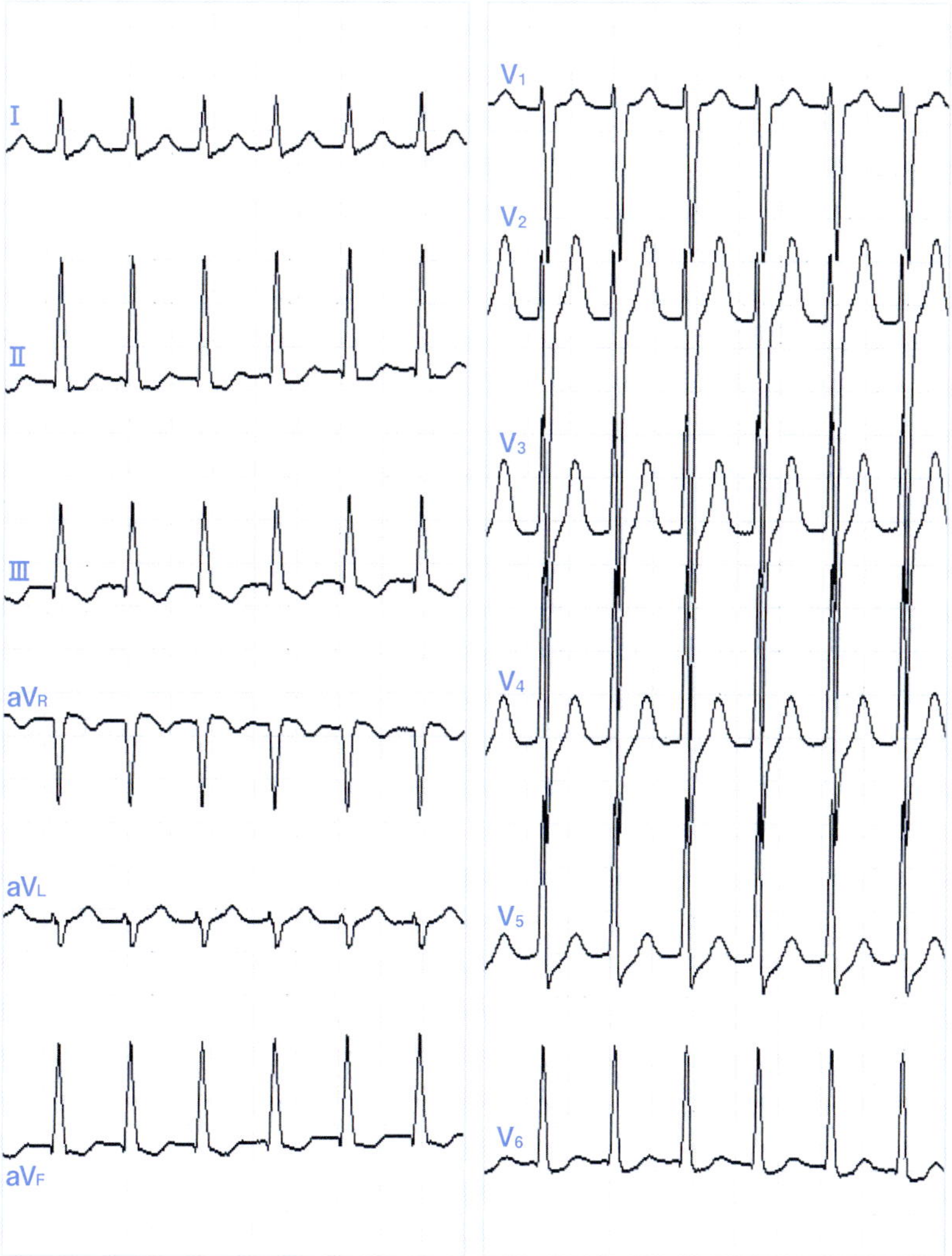

解答 3

1st ステップ

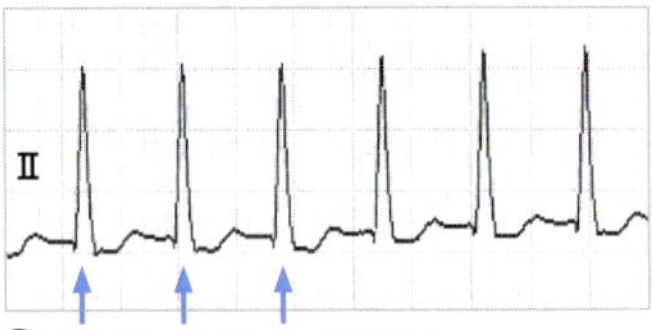

❶ 8〜9mmごとにQRS波

QRS波に注目すると、その幅は約2mmで、3mm未満ですから「心房性（上室性）」です。

心房性なのでP波を数えたいところですが、この心電図ではP波を同定することができません。

QRS波で代用すると、約170拍/分（❶）の発火頻度であり「頻拍」です。つまり、この不整脈は「上室頻拍」となります。

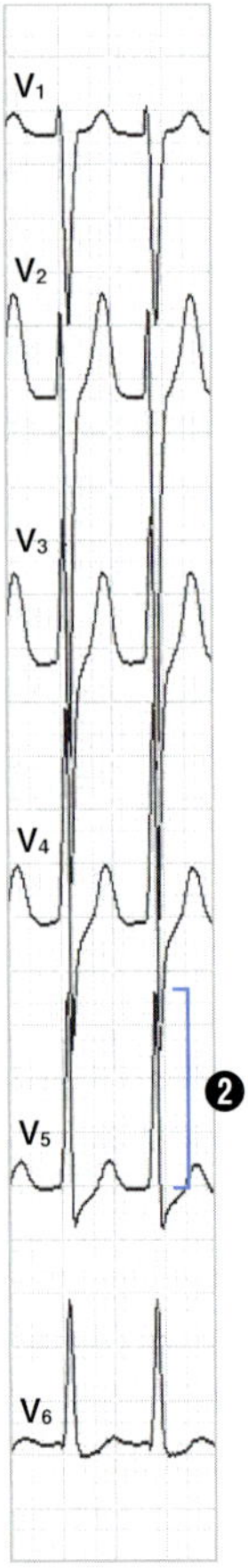

2nd ステップ

肢誘導：第Ⅰ誘導、第Ⅱ誘導に1mm以上の幅を持つQ波はありません。
胸部誘導：R波はV_1誘導で最も小さく、V_5誘導まで徐々に増高し、V_6誘導でやや小さくなっています。V_5誘導のR波の高さは18mm（1.8mV）（❷）で25mmを超えていません。
→正常

ラスト・ステップ

症状はこの上室頻拍によるものでしょう。ちなみに、上室頻拍中に認められるST低下に病的な意義はないことが知られています。

まとめ

上室頻拍。

問題 4

52 歳女性。健康診断の心電図です。
この不整脈は何でしょう。

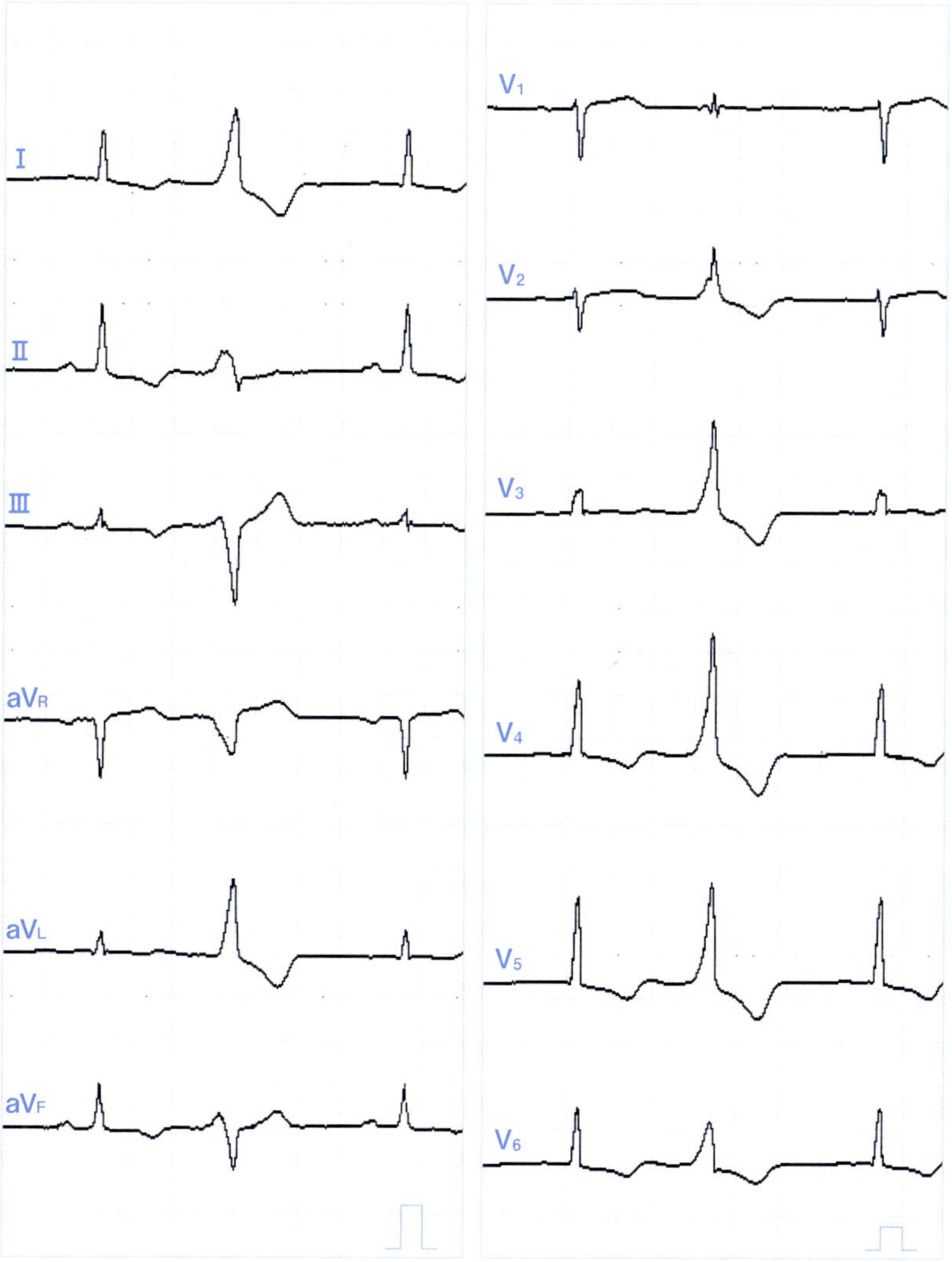

解答 4

1st ステップ

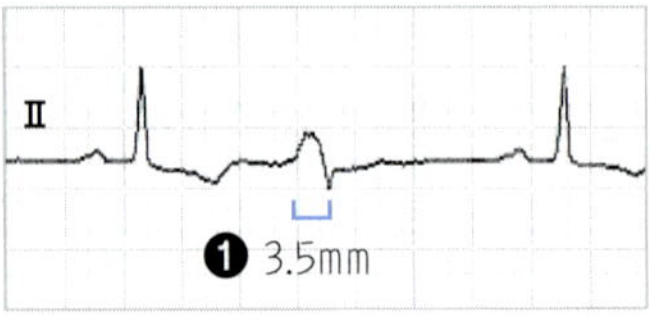

P波、QRS波、T波が同定できる心拍（正常）とそれ以外の心拍が交互に出現しています。

異常な心拍のQRS波に注目すると、その幅は3.5mmと（❶）3mm以上ですから「心室性」です。連続的に出現するものではないので「期外収縮」で、「心室期外収縮」となります。

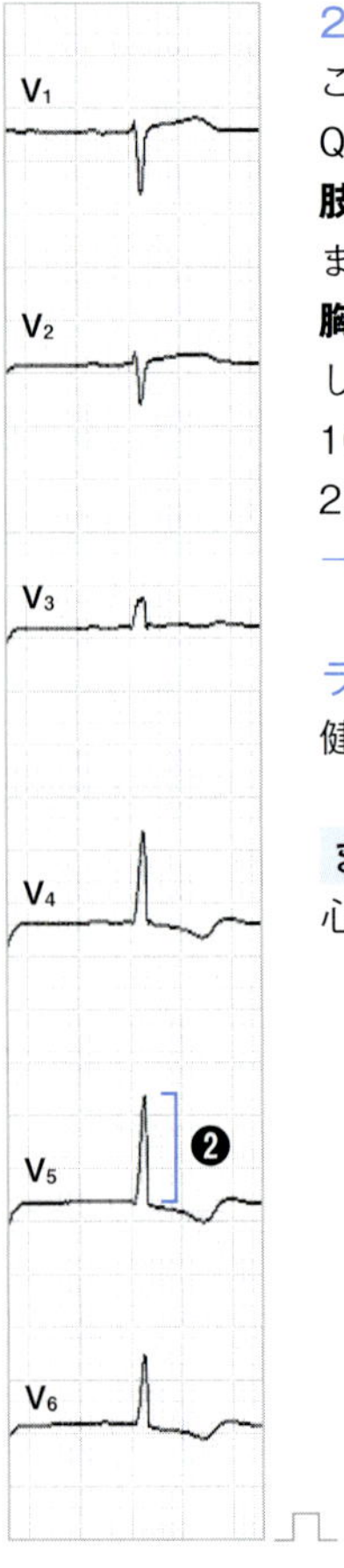

2nd ステップ

この場合は正常な心拍のQRS波、つまり幅の狭い（3mm以内）QRS波を見ます。

肢誘導：第Ⅰ誘導、第Ⅱ誘導に1mm以上の幅を持つQ波はありません。

胸部誘導：R波はV_1誘導で最も小さく、V_5誘導まで徐々に増高し、V_6誘導でやや小さくなっています。V_5誘導のR波の高さは10mm（4.0mV：1mVが2.5mmになっていることに注意）で（❷）2.5mVを超えていてT波が陰性ですので、左室肥大が疑われます。

→正常

ラスト・ステップ

健康診断で、無症状の心電図ですから、このステップは不要です。

まとめ

心室期外収縮、左室肥大の疑い。

問題 5

68 歳男性。健康診断で心電図異常を指摘されて受診。指摘された心電図異常は何でしょう。

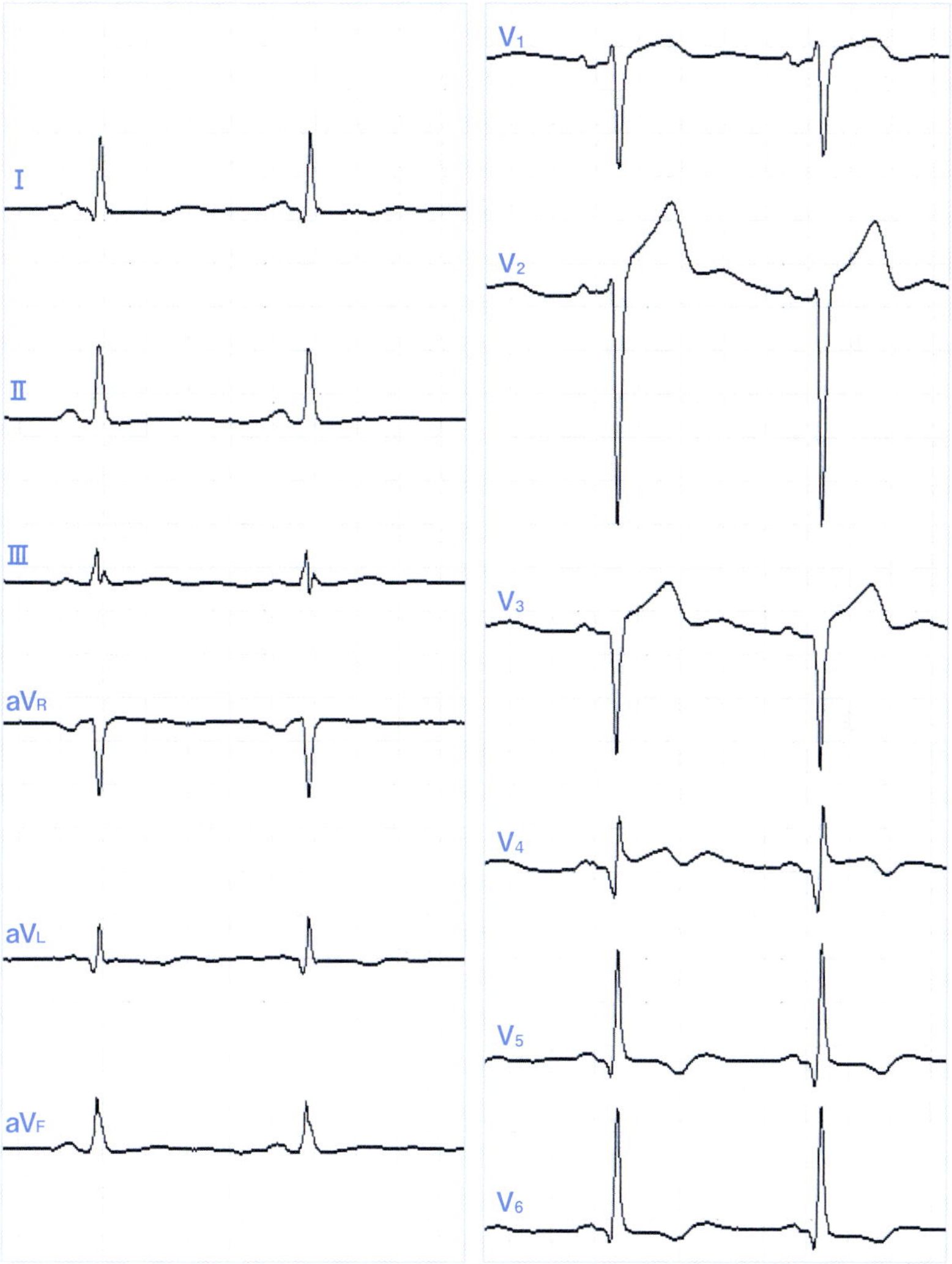

解答5

1st ステップ

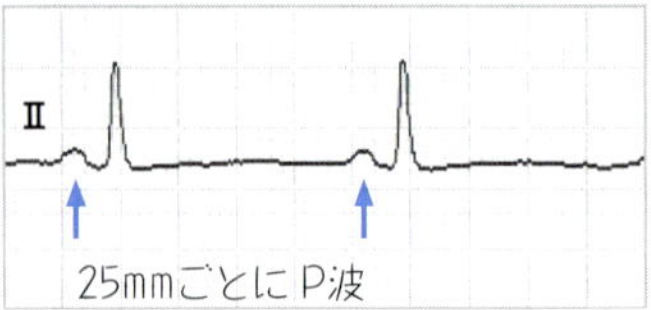

第Ⅱ誘導でP波、QRS波が明瞭に判別でき（T波は平低化しています）、P波は上向きで心拍数は60拍/分です。

→正常

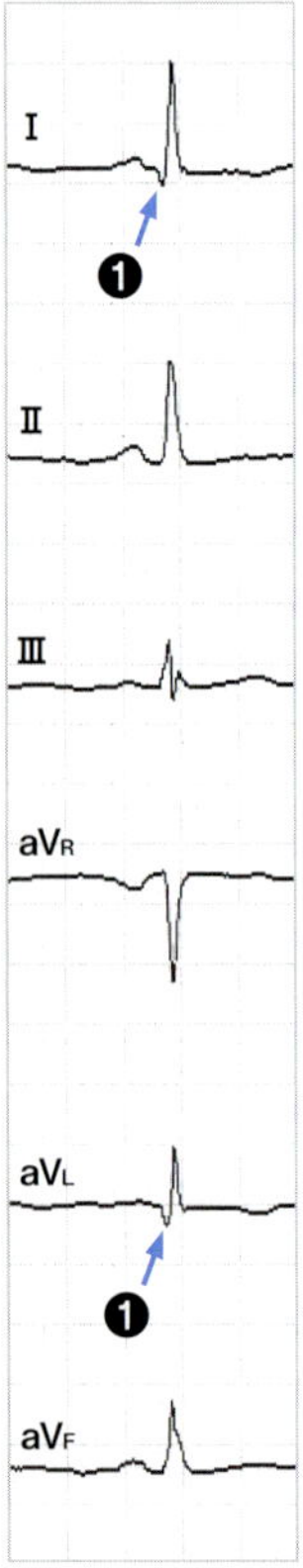

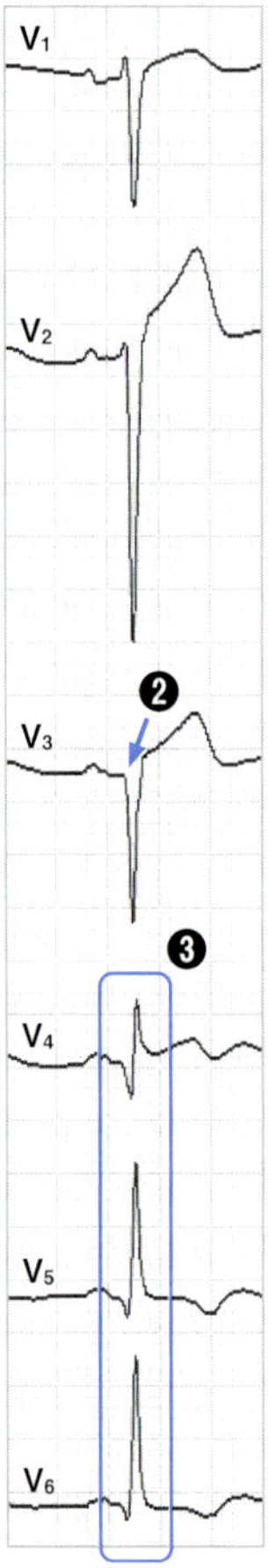

2nd ステップ

肢誘導：第Ⅰ誘導に1mm以上の幅を持つQ波があり、そのままaV_L誘導に視線を動かすと、同じように幅1mm以上のQ波があります（❶）。これは側壁の起電力が減少した状態と考えられます。

胸部誘導：V_1誘導でみられるR波は、V_2誘導で増高するどころかむしろ小さくなっています。V_3誘導ではR波は消失しています（❷）。明らかに胸部誘導の正常な連続性が壊されているので異常です。V_2～V_3誘導の直下、つまり前壁に異常があるのでしょう。

よく見るとV_4～V_6誘導にも幅が1mm以上のQ波がみられます（❸）。

古典的にはV_3～V_6誘導の異常Q波と呼ぶことになりますが、最終的な解釈は変わりません。前壁の起電力が消失した病態で、可能性としては陳旧性心筋梗塞（前壁）が考えられます。

V_5誘導のR波の高さは14mm（1.4mV）で、25mmを超えていません。

ラスト・ステップ

今現在、患者の症状はありません。このステップは不要です。

まとめ

左室側壁と前壁中隔の起電力が減少した病態。陳旧性心筋梗塞（側壁・前壁中隔）の可能性が高い。

問題 6

70 歳男性。健康診断の心電図です。
自分の視線と視点を意識しながら読んでみてください。

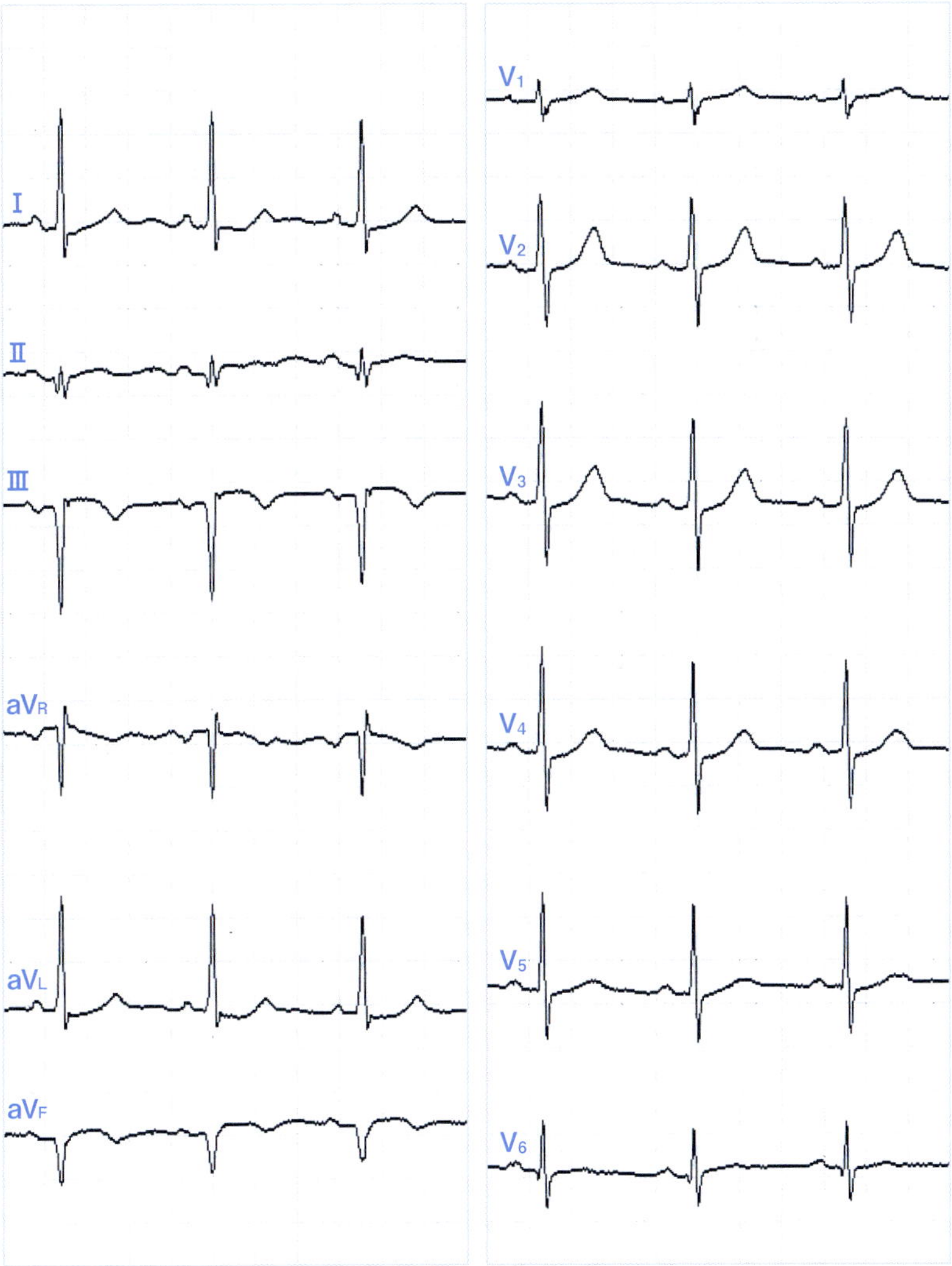

解答 6

1st ステップ

第Ⅱ誘導でP波、QRS波、T波が明瞭に判別でき、P波は上向きで心拍数は83拍/分です。 →正常

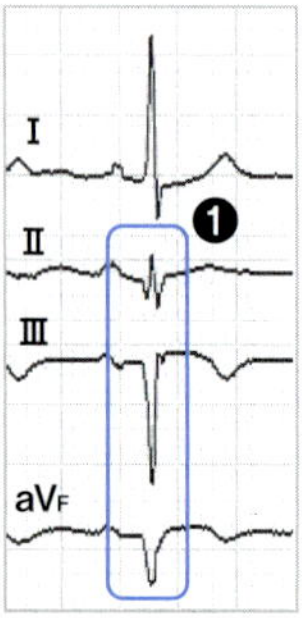

2nd ステップ

肢誘導：第Ⅰ誘導に1mm以上の幅を持つQ波はありませんが、第Ⅱ誘導に幅1mmのQ波があり、異常です。
そのままⅢ、aVF誘導に視線を動かすと同じように幅の広いQ波があります（❶）。心臓の下壁の起電力が消失した状態と考えられます。
胸部誘導：V_1誘導でみられるR波はV_2、V_3誘導では増高しますが、その後、増高することなく小さくなっており、胸部誘導にみられる正常なR波の増高とは言えないようです。V_5誘導のR波の高さは10mm（1.0mV）で25mmを超えていません。

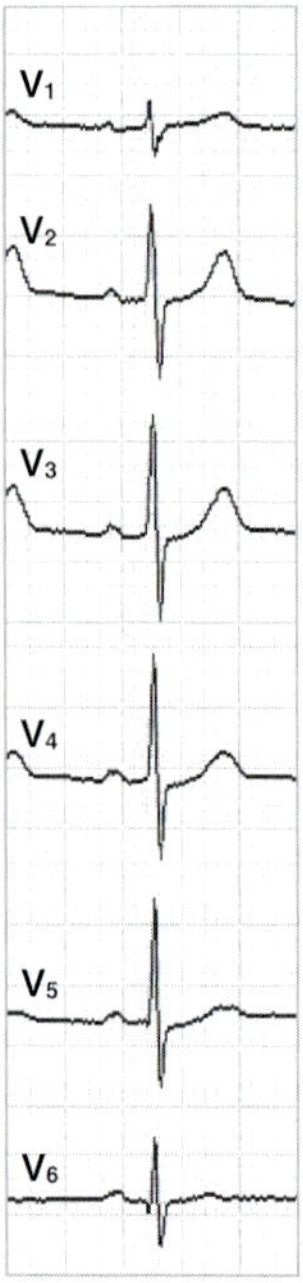

ラスト・ステップ

今現在、患者の症状はありません。このステップは不要です。

まとめ

左室下壁の起電力が減少した病態。陳旧性心筋梗塞（下壁）が疑わしい。

※参考までに…胸部誘導はどのように読むのでしょう。V_1～V_3のR波が高すぎると考えるとつじつまが合います。そもそも健康なときにはこのR波はもっと小さかったのでしょう。増高する理由は、V_1～V_3の反対方向、つまり後壁の起電力が減少してしまったために、一見前壁の起電力が相対的に増加したと考えられます（つまり、後壁の異常）。下壁梗塞には後壁梗塞を合併しやすいことが知られています。いずれにせよ、胸部誘導も異常だと感じることができれば十分です。

問題 7

73 歳男性。めまいと動悸を訴えて受診。
心電図から何を考えるでしょう。

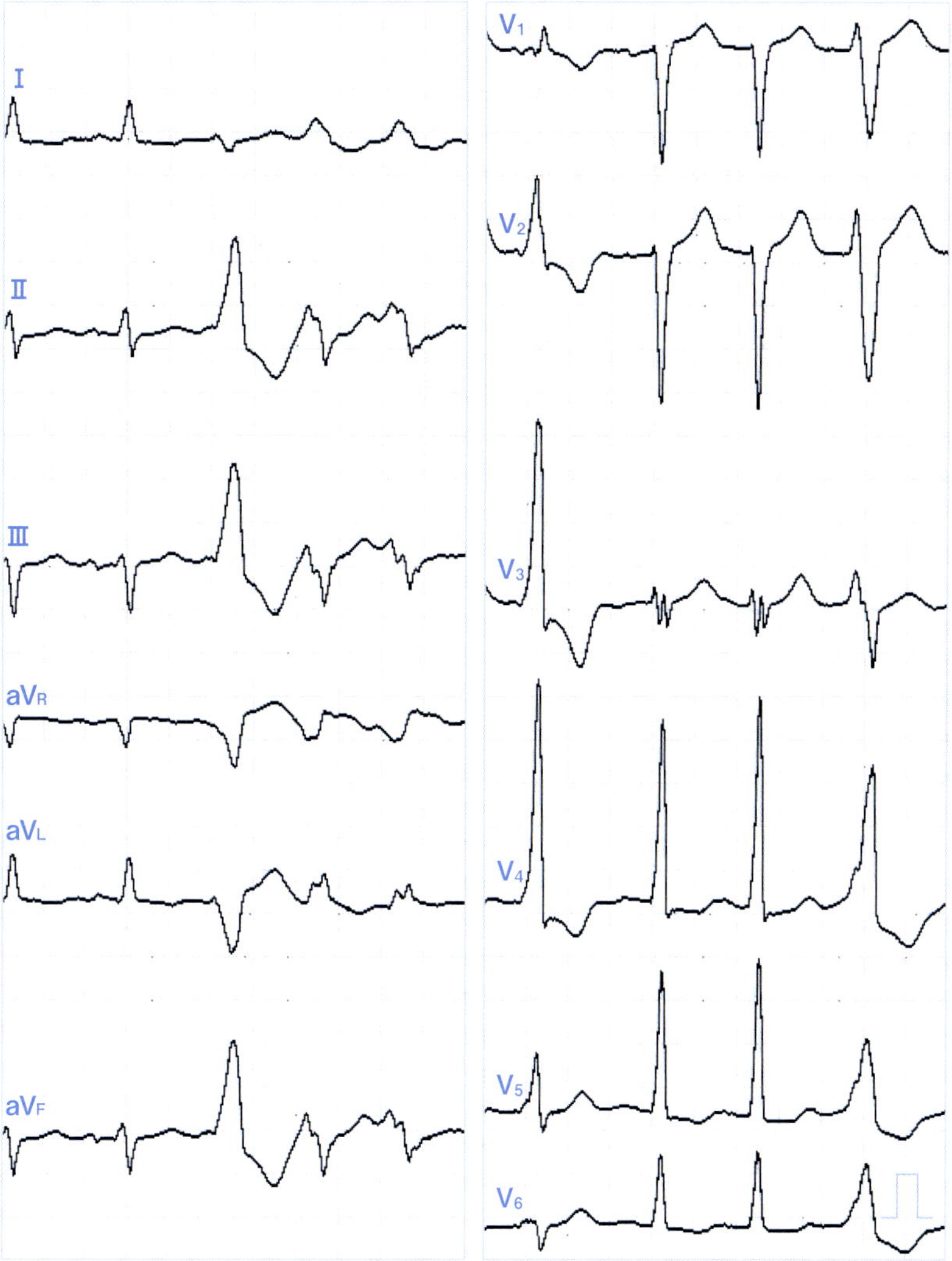

解答 7

1st ステップ

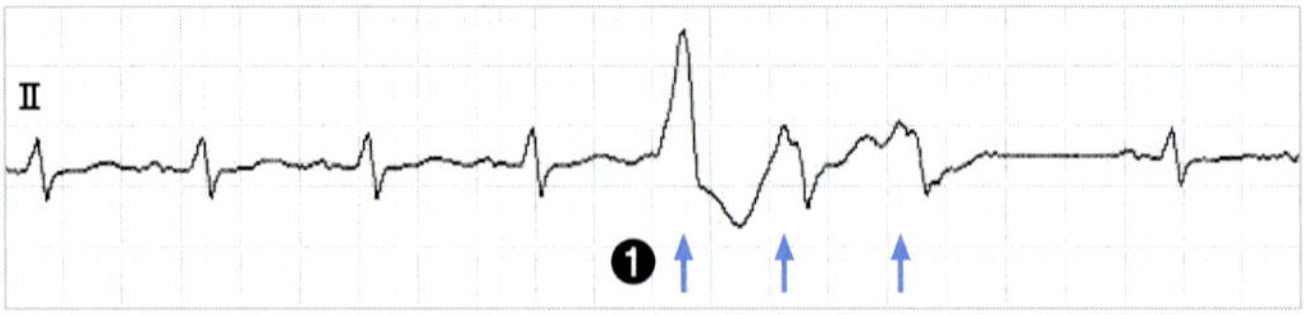

第Ⅱ誘導を見ると、幅の広いQRS波が3拍連続で出現しています（❶）。幅が広いので「心室性」、3拍以上連続しているので心拍数を数えるとだいたい150拍/分で「頻拍」となります。つまり、「心室頻拍（非持続性）」と診断されます。

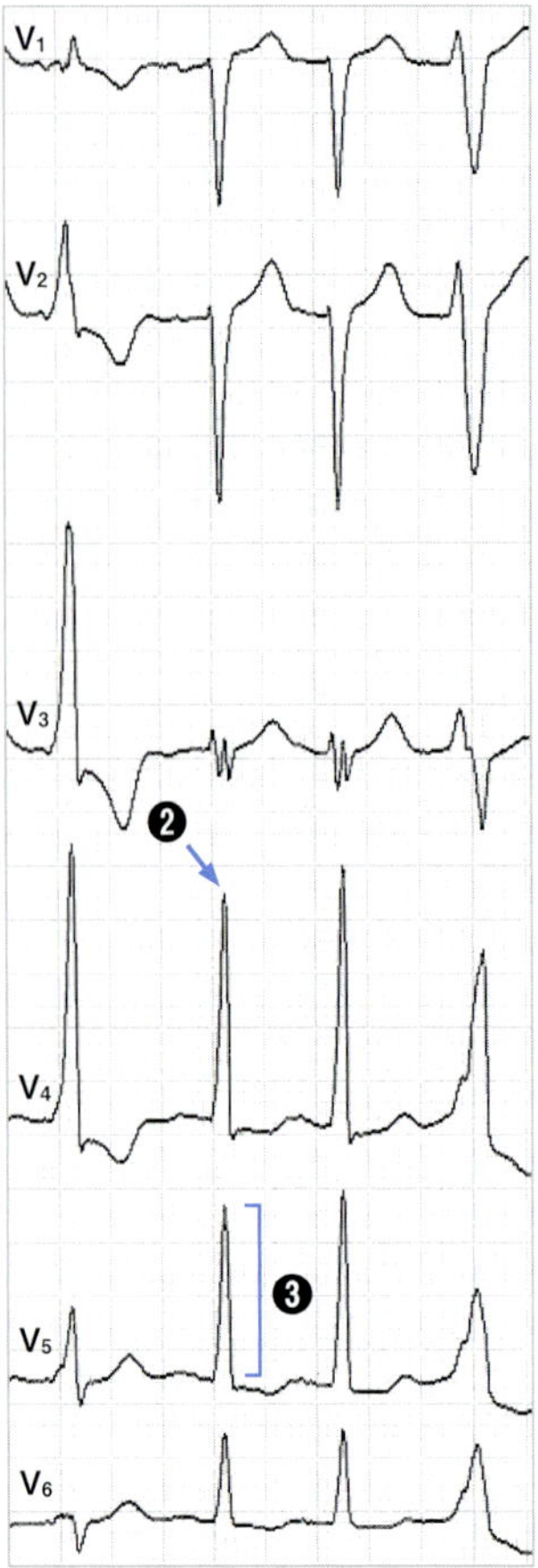

2nd ステップ

肢誘導：第Ⅰ誘導、第Ⅱ誘導に1mm以上の幅を持つQ波はありません。

胸部誘導：V_1誘導でみられるR波はV_2、V_3誘導で増高が観察されず、V_4誘導で急激にR波の高さが高くなっています（❷）。つまり胸部誘導の正常な連続性が壊されていると言えます。

本来はV_2〜V_3誘導にも（徐々に増高する）R波が存在していたと考えられますが、この誘導の直下、つまり前壁に異常が生じてこのような心電図になったのでしょう。前壁の起電力が消失した病態であり、可能性として陳旧性心筋梗塞（前壁）が考えられます。V_5誘導のR波の高さは16mm（3.2 mV：1mVが5mmになっていることに注意）（❸）で25mmを超えており、ST部分も低下しています。

ラスト・ステップ

現在の症状はめまいと動悸です。V_4〜V_6誘導にはST低下が明瞭に観察されます。虚血が存在する可能性も考慮します（虚血によって、心室頻拍や心室期外収縮が出現している可能性があります）。

まとめ

陳旧性心筋梗塞（前壁）を基礎として、心室期外収縮、心室頻拍が出現している状態。この不整脈は心筋虚血により生じている可能性があり、患者の症状を説明し得る。

問題 8

68 歳女性。1時間持続する激しい胸部圧迫感。救急車で来院。心電図を読んでください。

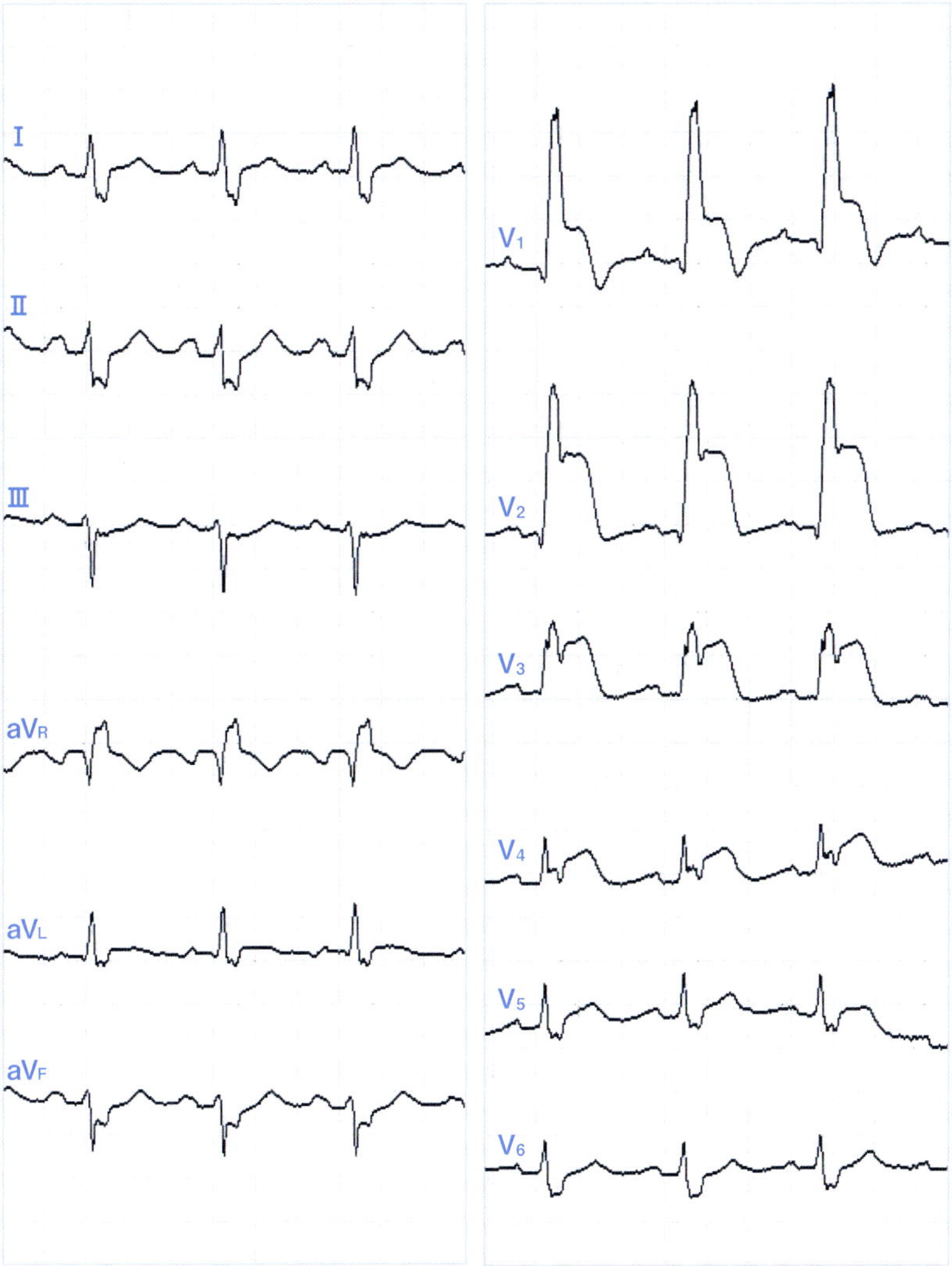

解答 8

顕著なST部分の上昇が目につくので、診断に困ることはありませんが、念のためステップ別に述べます。

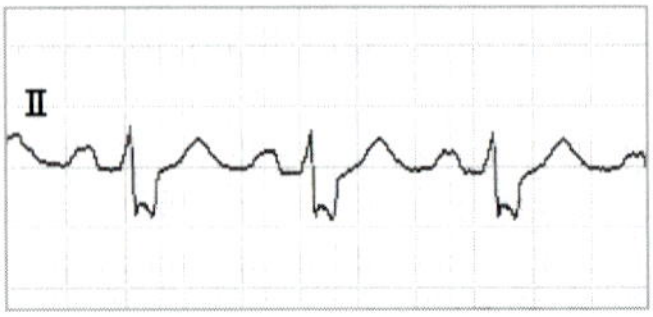

1st ステップ

第Ⅱ誘導でP波、QRS波、T波が明瞭に判別でき、P波は上向きで心拍数は94拍/分です。
→正常

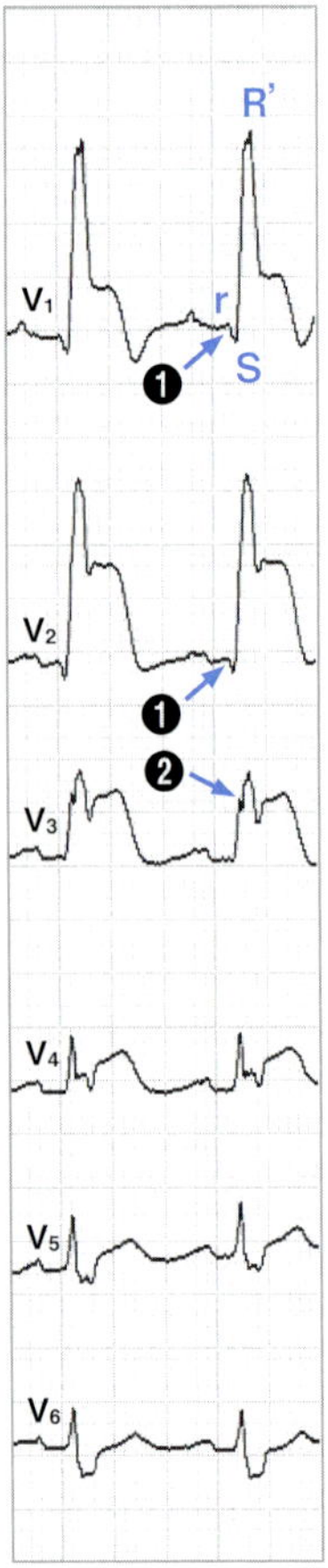

2nd ステップ

肢誘導：第Ⅰ誘導、第Ⅱ誘導に1mm以上の幅を持つQ波はありません。

胸部誘導：この心電図は右脚ブロック(V_1誘導でM型のQRS波)になっていますから、M型の最初のR波だけに注目しましょう。V_1・V_2誘導ではこのR波がありませんが（❶）、V_3誘導で急激に大きくなっています（❷）。[➡p.106の右脚ブロック心電図と比較してみてください]

すでにV_1・V_2誘導直下の心筋（前壁中隔）は壊死している可能性があります。

ラスト・ステップ

胸部圧迫感を伴う胸部誘導の広範な領域にわたるST上昇で、「急性心筋梗塞」です。

まとめ

急性心筋梗塞(前壁中隔)。

問題 9

82 歳女性。持続する胸部痛で来院。
心電図をどのように読みますか。

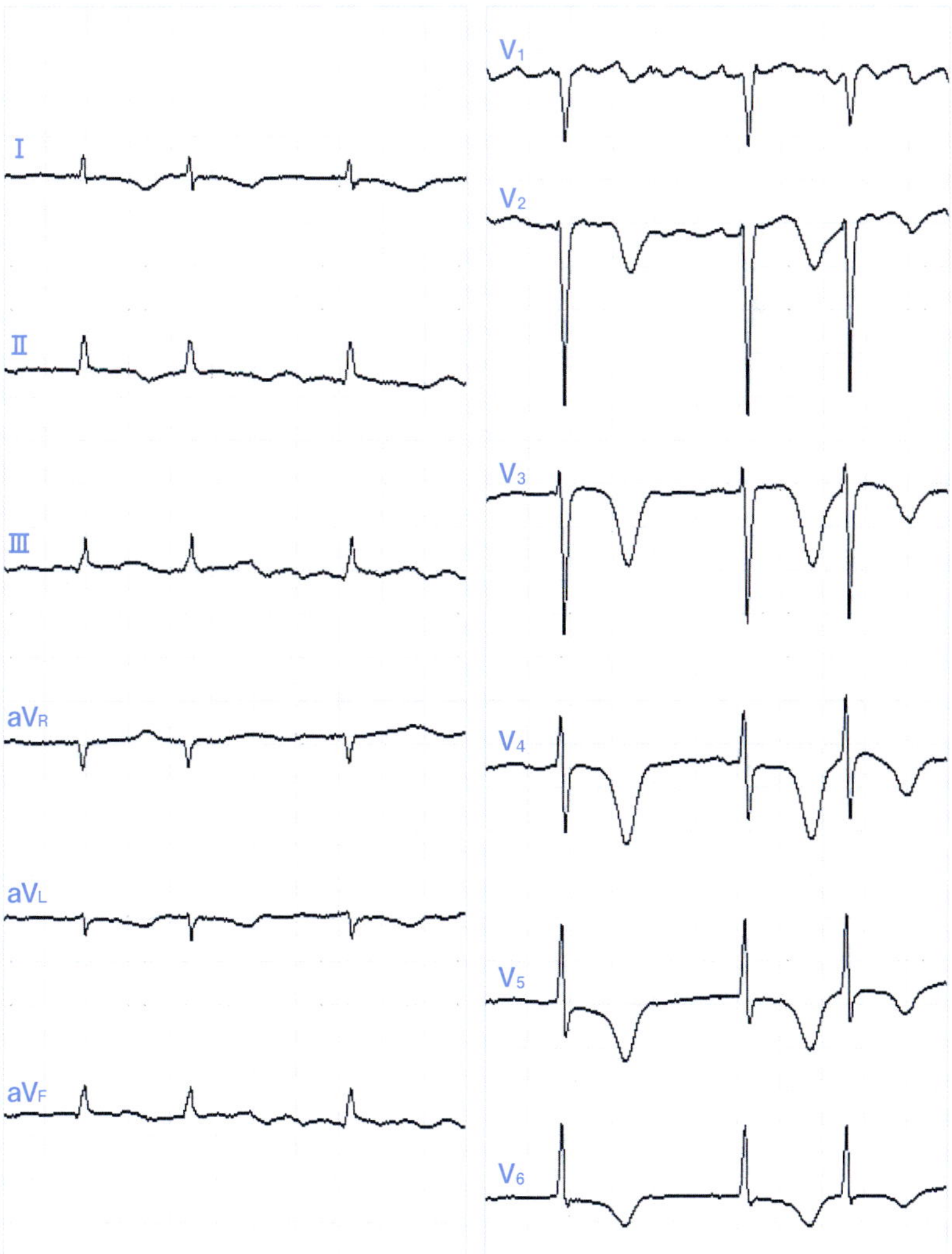

解答 9

1st ステップ

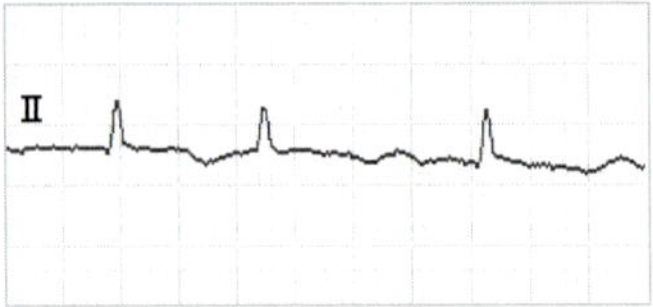

QRS波は不整でP波は同定できません。QRS波は幅が2mmと狭く、「心房性」の不整脈です。P波は分かりませんが、基線のさざ波のような波が心房の興奮で、これは数え切れませんから「細動」です。併せて「心房細動」となります。

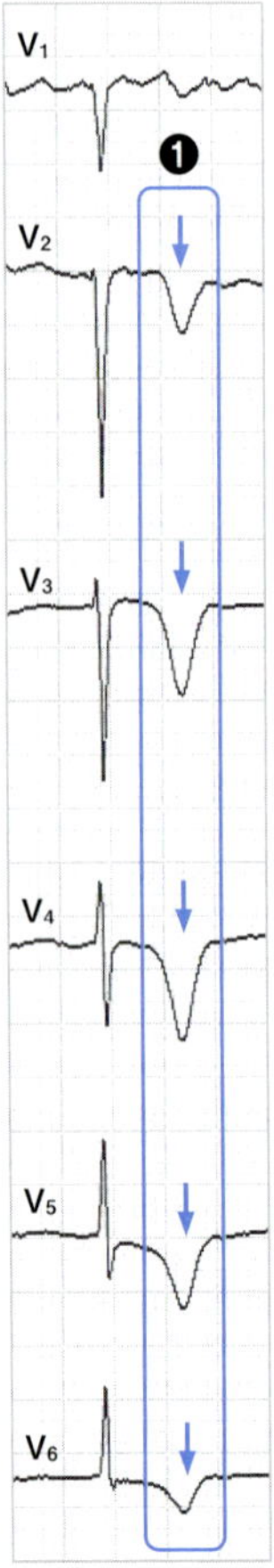

2nd ステップ

肢誘導：第Ⅰ誘導、第Ⅱ誘導に1mm以上の幅を持つQ波はありません。

胸部誘導：V_1誘導のR波は徐々に増高しており、V_5誘導で最大になっています。若干R波の増高が不良のようですが、明らかに異常とは言えません。

→正常

ラスト・ステップ

胸部痛があり、ST部分の異常はありませんが、V_2〜V_6誘導の広範な範囲でT波が陰性です（❶）。これは症状と併せて虚血を表していると考えます。

まとめ

心房細動、急性冠症候群。

問題 10

40 歳男性。1年ほど前から労作時息切れを自覚し、最近ひどくなったため受診。心電図を読んでみましょう。

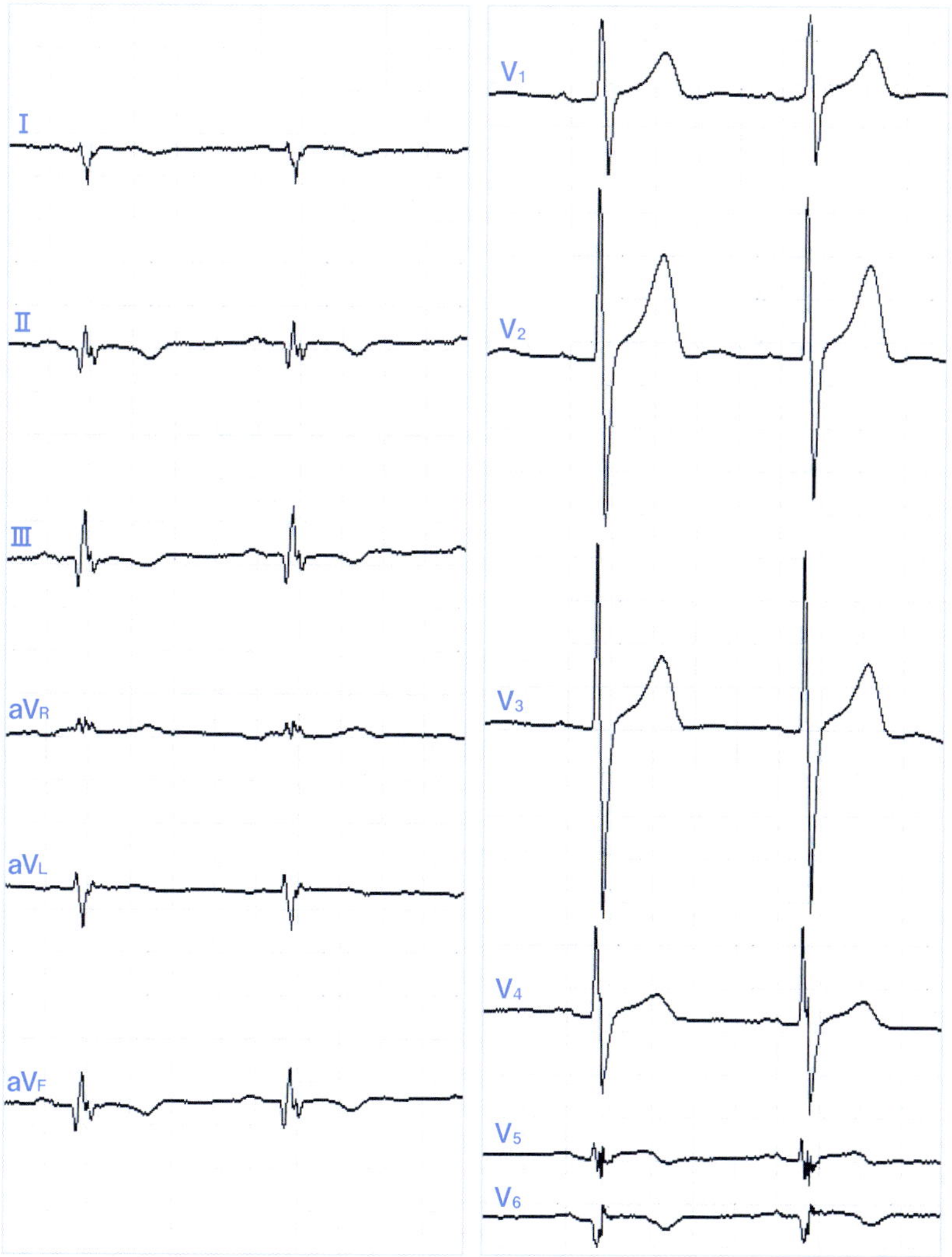

解答10

1st ステップ

第Ⅱ誘導でP波、QRS波、T波が明瞭に判別でき、P波は上向きで心拍数は60拍/分です。　→正常

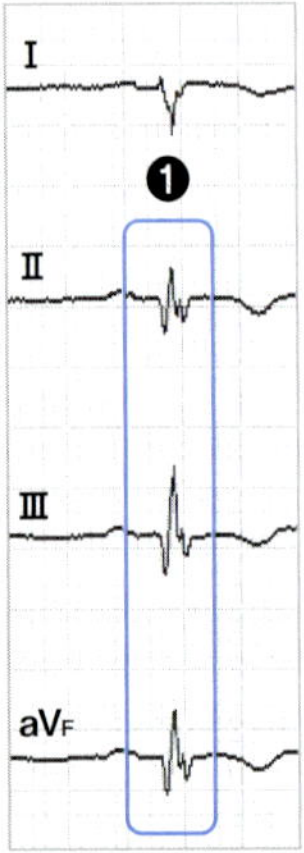

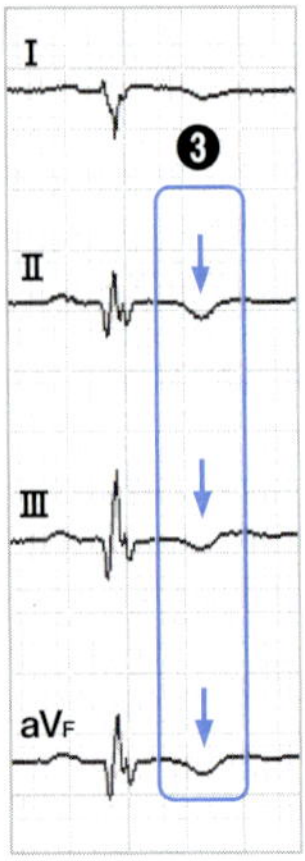

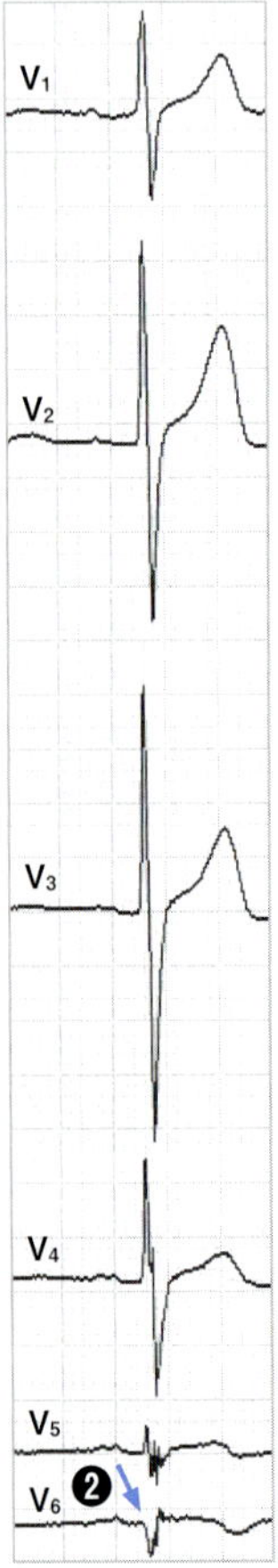

2nd ステップ

肢誘導：第Ⅰ誘導には幅の広いQ波はありませんが、第Ⅱ誘導に1mmと幅の広いQ波があり、Ⅲ、aV_F誘導に目を移すと同じような幅を持つQ波があります（❶）。下壁方向の起電力が消失しているのでしょう。

胸部誘導：V_1誘導のR波が大きくV_2・V_3誘導で増高していますが、V_4・V_5誘導で小さくなり、V_6誘導ではなくなっています（❷）。これは正常なR波の増高と異なり、明らかな異常です。

V_4～V_6誘導直下の心筋起電力が消失しているだけでなく、後壁にも障害があるようです（V_1誘導のR波が高いことは後壁の障害を表しています）。

ラスト・ステップ

労作時息切れの症状があり、第Ⅱ・Ⅲ・aV_F誘導でT波が陰性です（❸）。虚血を否定できませんが、2nd Stepで広範に心筋障害があることを考えると（ポンプ機能低下）、心不全による症状と考えるのが妥当でしょう。

まとめ

広範な心筋起電力の低下。心不全。その後の心臓超音波検査、心臓カテーテル検査で「特発性拡張型心筋症」と診断された。

文献

1) 栗田隆志．心電図の不思議．心電図 2007; 27: 273-274

2) 栗田隆志．心電図波，命名の謎について．心電図 2008; 28: 565-566

3) Pewsner D, et al. Accuracy of electrocardiography in diagnosis of left ventricular hypertrophy in arterial hypertension: systematic review. Br Med J 2007; 335: 711

4) Zimetbaum PJ, Josephson ME. Use of the electrocardiogram in acute myocardial infarction. N Engl J Med 2003; 348: 933-940

5) Rogers WJ, et al. Temporal trends in the treatment of over 1.5 million patients with myocardial infarction in the US from 1990 through 1999: the National Registry of Myocardial Infarction 1, 2 and 3. J Am Coll Cardiol 2000; 36: 2056-2063

6) Slater DK, et al. Outcome in suspected acute myocardial infarction with normal or minimally abnormal admission electrocardiographic findings. Am J Cardiol 1987; 60: 766-770

7) McGuinness JB, et al. First electrocardiogram in recent myocardial infarction. Br Med J 1976; 2: 449-451

8) Scirica BM, Morrow DA. Troponins in acute coronary syndromes. Semin Vasc Med 2003; 3: 363-374

9) ACC/AHA 2007 guidelines for the management of patients with unstable angina/non-ST-elevation myocardial infarction: A report of the American College of Cardiology/American Heart Association task force on practice guidelines (writing committee to revise the 2002 guidelines for the management of patients with unstable angina/non-ST-elevation myocardial infarction). Circulation 2007; 116: e148-e304

10) Diamond GA, Forrester JS. Analysis of probability as an aid in the clinical diagnosis of coronary-artery disease. N Engl J Med 1979; 300: 1350-1358

11) Rywik TM, et al. Role of nondiagnostic exercise-induced ST-segment abnormalities in predicting future coronary events in asymptomatic volunteers. Circulation 2002; 106: 2787-2792

12) Okada M, et al. Clinical implications of isolated T wave inversion in adults: electrocardiographic differentiation of the underlying causes of this phenomenon. J Am Coll Cardiol 1994; 24: 739-745

13) Armstrong WF, et al. Prevalence and magnitude of S-T segment and T wave abnormalities in normal men during continuous ambulatory electrocardiography. Am J Cardiol 1982; 49:1638-1642

おわりに

この本を読む前と読んだ後で、心電図に対して持っているイメージが少し変わったでしょうか。少しでも変わったと感じる読者がおられれば著者としてこれほど嬉しいことはありません。心電図に対する距離感を払拭すること、これが本書を書かせていただいた私のモチベーションでした。あるいは…なんとなくまだ物足りないと感じる方もおられるかもしれません。そして、それもまた嬉しく思うのです。というのも、この感想は次のステップにつながる大きな、そして何よりも貴重な意欲だからです。

人間には、自ら持っている知識と実際の行動の間にギャップが存在します。あらゆることに当てはまるのですが、12誘導心電図の読み方にもそれが表れているということを知ってもらいたかった、これが正直なところです。英文法を覚えて読み書きができるようになっても、外国人を前に自由に意思疎通することができないように…あるいは、自動車のエンジンやブレーキの構造に関する知識を得たとしても必ずしも安全運転ができないように…。

この本では外国人と意思疎通すること、あるいは車の安全運転をすることに似た「心電図を前にしてとる行動：視線と視点」を強く重視したつもりです。行動を自らが意識してこそ知識の生かしようが異なってくると思うからです。外国人と意思疎通しようとする行動、自動車を運転してみるという行動は、必ずさらなる知識を欲するように人間に働きかけます。そのとき、英文法の知識、暗記したフレーズ、あるいは自動車の部品に関する知識が人をステップアップさせてくれるでしょう。行動と知識の間にあるギャップが埋まったからです。それと同じように、この本に書いた行動を出発点に、心電図に対するさらなる知識欲が深まれば、心電図は今以上に診療に生かせるだろうと信じています。心電図に関する書物はたくさんあります。あらためて今、紐解き直し、実際の行動に関連した知識として肉付けしていってほしいと思います。

心電図に対する視線・視点に関する本を著そうと思ったとき、これをテーマにした教科書が少ないことに初めて気付きました。従って、ここに書かれている視線・視点は私自身が日頃診療を行っている経験のみに基づくもので、十分に検証されたものとは言えないことは確かです。読者の方々が明日からの診療で検証されることを期待しています。また一方で、私自身はこの基本的な行動様式に加えて、心電図の細かな情報・知識を自分なりにコツとして用いていることがあることも事実です。読者の方々からのご要望があり、次の機会がありましたら、またご紹介したいと思います。

「まずは行動から変化させてみよう！」これが著者からの最後のメッセージです。

3秒で心電図を読むための Key Message 集

1 はじめに…心電図を3ステップで読んでみよう

p.10 古典的な心電図の読み方の手順、
これは初心者の勉強には有効でも、臨床現場で有効とは限らない。

p.11 コモン・ディジースの増加する高齢化社会、これを心電図なしで渡っていくことは難しい。

p.11 この時代に適合した心電図の読み方・使い方があるはずだ！

p.14 12誘導心電図の最大の長所はその利便性にある。
心臓の電気現象も重要なことには間違いないが、臨床現場では
その利便性を妨げてはならない。

p.15 心電図にあまり多くを求めない。
その利便性を重視して、総合的な見地に立ったとき、心電図の読み方が変わる。

p.16 心電図でしか診断できない不整脈、心電図だけでは診断できない多くの循環器病。
心電図には得手・不得手がある。

p.20 心電図の強みに集中したとき、読み方が変わる！
心電図の強みに集中したとき、心電図すべてを見なくてよくなる！

p.21 12誘導心電図は3ステップで読む！

p.22 心電図を読むために自分の視線と視点を意識すること、
これが時代に合った新しい心電図の読み方。

2 自分の視線と視点を意識してみる

p.26 案外、自分が心電図のどこを見ているか、気付いていないことが多い。

p.27 王道といえども真似をするだけでは不完全。
なぜか、意識は目の前にある心電図そのものではなく、王道自身に向いてしまいやすい。

p.28 パターン認識してしまうと、パターン認識した心電図ごとに異なる視線・視点となりやすい。そのとき、パターンに合わない微妙な心電図所見ほど迷いやすくなる。

p.30 「慣例」に陥らないためには、視線の動きと視点に特定の目的意識を伴う必要がある。

p.31 部品に関する知識をいくら詰め込んでも安全運転はできない。
その前に安全運転をする行動に関する知識が必要。

p.35 そもそも心電図をすべて見ていないのだから、意識的に見るところと見ないところを決めておこう。できるだけ、効率性を重視して見る場所を決めておこう。

p.36 効率的に心電図を読もうとする気持ちがあれば、視線の動きは最小限になる。
そのとき、反復する視線の動きは省略され、最終的に、横方向に1回、縦方向に1回動かすことが効率的だと分かる。

p.37 心電図の横方向には第Ⅱ誘導のラインを、縦方向にはQRS波のラインを選択して、この順序に視線を動かす。

p.38 QRS波のラインをなぞった後、患者によって目力を変えながらST部分のラインでもう一度縦方向に視線を動かす。

p.39 新しい心電図を見た瞬間が集中力のピーク。その後、徐々に集中力は低下する。

患者にとって重要な順序があるはず。
p.40 重要なことほど初めに見る必要がある。

p.41 視線の動きの順序、これは患者にとっての重要度が決定する。
①血行動態把握、②その予想、③症状の診断、この順序で視線を動かすと、
横１回、縦１回、症状に合わせて目力を変えながら、もう一度縦１回になるはずだ。

3 1st ステップ…第Ⅱ誘導を左から右に見るとき

p.44 心電図を見る順序を習慣にしよう！ ただし、「慣例」にしてはいけない！

p.45 心電図を見る「視点」— 視線ではなく、ある一点を凝視するということ、
これは心電図を見る「目的」が決定する。

p.46 第Ⅱ誘導を見る目的、それは心拍に関する情報を得ること。

p.48 心電図を記録したときの「今」と、心電図を見ているときの「今」は一致しているか？

p.49 第Ⅱ誘導を見る本当の目的 — 心電図を記録した時点の心拍数を知るだけでなく、
「今」そして「すぐ近くの将来」の血行動態を推定するため。

p.50 正常洞調律と自信を持って確認し、[白]をまず片付けよう！

p.51 第Ⅱ誘導を見る第１の視点 —これがＰ波、これがQRS波、これがＴ波と
はっきり同定すること。その同定に迷うことがなく、かつＰ波が上向きで
心拍数が50～100拍/分で規則的ならば正常洞調律。これで[白]、第Ⅱ誘導は終了！

p.52 [白]でない場合には、どのように白でないのかを表現する言葉が必要。
不整脈の名前、命名はそのためのツール。

p.52 第Ⅱ誘導を見る第２の視点 — 不整脈と考える心拍を一つ選んで、そのQRS波の幅を
測定する。３mm未満なら心房（心室の上という意味で上室ということもある）が、
３mm以上なら心室が原因の不整脈。

p.55 第Ⅱ誘導を見る第3の視点 — 不整脈と考える心拍の発火頻度（心房性ならP波、心室性ならQRS波）を見る！ その発生の様子は…期外収縮、頻拍、粗動、細動の4パターンしかない。

p.57 「視点」とその「判断基準」を意識すれば、どんな心電図でも命名できるようになる。

p.58 第Ⅱ誘導を見る第4の視点 — 徐脈性不整脈では、その最も長いRR間隔に注目し、そこにP波があるかを見る！
なければ洞機能不全症候群、規則的なP波があれば房室ブロック。

p.59 第Ⅱ誘導を見る第5の視点 — 第Ⅱ度房室ブロックでは、徐脈で注目した「QRS波のないP波」の、前の心拍と後の心拍のPQ時間を測定する。
同じならばモービッツ型、前のPQ時間が後のPQ時間より長ければウェンケバッハ型。

p.61 第Ⅱ誘導を見て、不整脈の命名ができたとしても…
[灰色]か[黒]かの選別はできていない！

p.62 [灰色]か[黒]かの判定は…
心電図だけからは得られない。第Ⅱ誘導から命名した不整脈に関する知識が重要。

4 2ndステップ…QRS波を上から下に見る

p.67 患者の将来像を予測するために、心臓のポンプ機能を推定しよう。では、実際にポンプ機能を直接見る心臓超音波検査では…いったい「何から」見始めるだろう？

p.67 心室の情報（QRST波）を得る前に心房の情報（P波）を得ても、全体像が見えにくくなるだけ。

p.69 ST部分やT波には虚血を判断する手がかりがあるかもしれない。
しかし、それよりももっと重要なことは…今現在の患者のポンプ機能だ。
ポンプ機能を把握できてこそ、虚血性心疾患の治療が始まる。

p.69 興奮収縮連関という言葉は…「心電図のQRS波を見よ！」ということを教えてくれる。

p.70 物の動きは、いろいろな方向から見て初めて把握できる。

p.71 心臓のポンプ機能を推定しようとすると、QRS波に注目しながら視線は上下に動く。

p.74 「異常Q波」という知識は、心電図の読み方をぎこちないものにする。

p.76 頭の中できちんと定義されないまま、日常生活で使い慣れてしまった言葉は恐ろしい。
お互いの誤解を生む原因になるし、自信を持って対処できない原因にもなる。

p.77 異常Q波の定義を知ると、そんなことが日常臨床で判定できるかどうか自信がなくなる。

p.78 異常Q波にはさまざまな定義があることを知ると、
ますます日常臨床で使いづらくなる。

p.78 心電図を読むときは、「異常Q波」という存在を忘れ去ろう！ 邪魔になるから…。

p.80 正常なQRS波を認識できれば、2ndステップの大半の仕事が終わってしまう。

p.81 視点を定めて、正常なQRS波だと断言できる — これが2ndステップのコア！

p.83 正常なQRS波を診断する目的を持てば、視点は限られ、すべてを見なくてよくなる。

p.84 心臓の位置は各人で微妙に異なっている。だから、QRS波も微妙に異なってしまう。
「これが正常なQRS波のパターン」として提示できるような12誘導心電図は
そもそも存在しない。

p.85 肢誘導では、QRS波の正常範囲を第Ⅰ誘導、第Ⅱ誘導のQRS波が規定している。
他の肢誘導のQRS波の形は、個人差でいくらでも違って見えてしまうから。

p.86 QRS波を見る第1の視点 — 第Ⅰ誘導、第Ⅱ誘導のQ波に注目する！
正常な心臓であれば、このQ波の幅は1mm以上になることはない。
Q波の幅が1mm未満なら正常！ 胸部誘導に移ろう！

p.87 QRS波を見る第2の視点 — 胸部誘導ではV_1からV_4・V_5誘導にかけてR波が徐々に
徐々に高くなり、その後（V_6誘導で）R波がすこし小さくなることを確認しよう。

p.88 胸部誘導では、誘導の部位がV_1誘導からV_6誘導まで少しずつ移動していることを
忘れないようにしよう。あくまでも「少しずつ」移動しながら、心臓を取り囲んでいる
ことを…。

p.90 QRS波を見る第3の視点 — V_5誘導のR波の高さを測定しよう。
それが25mm以内なら正常。

p.92 「正常なQRS波ではない」と判断したら、再び三つの視点から出発する。

p.93 QRS波を見る第4の視点 — 第Ⅰ誘導のQ波の幅が1mm以上なら、そのまま視点をaV_L誘導に移動させよう。そのとき、同じように幅が1mm以上のQ波が見えるはずだ！

p.95 QRS波を見る第5の視点— 第Ⅱ誘導のQ波の幅が1mm以上なら、そのまま視点を第Ⅲ・aV_F誘導に移動させよう。そのとき、同じように幅が1mm以上のQ波が見えるはずだ！

p.97 QRS波を見る第6の視点 — 胸部誘導でR波が急激な変化をしているとき、なぜR波が急激な変化を示すのかに思いを馳せよう。
もともと存在したR波が削られてしまったからではないかと…。

p.98 QRS波を見る第7の視点 — V_5誘導のR波が26mm以上ある場合には、V_5誘導のST部分が低下していたり、T波が下向きになっていないかどうかを確認しよう。

p.103 2ndステップで［灰色］か［黒］だと判断したら、心電図に閉じこもるのはやめよう。
欲しい情報はポンプ機能。
心臓超音波検査で直接ポンプ機能を見よう（あるいは見てもらおう）。

5 ラスト・ステップ
…患者の症状に合わせてST部分・T波を上から下に見る

p.110 「患者の症状」が主で、「心電図」は従である。

p.112 1stステップ、2ndステップを終えていれば、患者の症状の原因検索を行うための視線は限定される。それが、ST部分・T波だ！

p.113 ラスト・ステップの主眼は虚血性心疾患を見逃さないこと！

p.114 急性冠症候群（不安定狭心症・急性心筋梗塞）を見逃さない…なぜなら外来診療では、救命に唯一つながる行為が「急性冠症候群を疑い、迅速に専門病院に紹介すること」だから。

p.116 ST部分・T波を見る第1の視点 — 症状があるときにはST部分の上昇があるかどうかから出発しよう！

p.119 急性冠症候群は心電図で見逃されてしまう可能性が高い！
ST部分の上昇だけで判断すると…半数以上見逃し
ST部分の低下やT波の異常まで考慮しても…10%以上見逃し

p.121 ST部分・T波を見る第2の視点 — 急性冠症候群を疑わせる症状があるならば、ST部分やT波の異常はどの誘導でも、またどんな小さなものでも陽性所見の可能性があるという態度で見よう！ 急性冠症候群の心電図所見はなんでもありありなのだという意識を持って！

p.124 ST部分・T波を見る第3の視点 — ST部分とT波にこだわり過ぎると、急性冠症候群を見逃してしまう！

p.129 急性冠症候群が疑われる患者では心電図の偽陰性が、無症状の患者では心電図の偽陽性が多くなる…という当たり前のことを頭に置いておこう！

p.130 無症状でルーチンとして記録された心電図上のST部分やT波の変化が、虚血性心疾患の存在に結び付いている可能性は極めて低い。

p.133 ST部分やT波は刻々と変化する。
健康人でも30%以上の頻度で、ST低下や陰性T波が検出され得る。

p.136 急性冠症候群と誤診しても決して恥ではない！
しかし、急性冠症候群を見逃してしまうことは大きな恥！

著者略歴

山下武志
（やました たけし）

1986年 東京大学 医学部卒業
1994年 大阪大学 医学部第二薬理学講座
1998年 東京大学 医学部循環器内科助手
2000年 財団法人 心臓血管研究所第三研究部長
2006年 同 研究本部長・常務理事（現職）

日本内科学会内科認定医、日本循環器学会認定専門医
日本心電学会（評議員）、日本不整脈学会（理事）
日本心電学会 木村栄一賞、日本循環器学会 Young Investigator's Awards
世界心電学会 Young Investigator's Awards 受賞

「心筋細胞の電気生理学」「ECGケースファイル―心臓病の診療センスを身につける（共著）」
「心が動けば医療も動く!?」／メディカルサイエンスインターナショナル
「ナース・研修医のための心電図が好きになる！」／南江堂
「心房細動に出会ったら」「不整脈で困ったら」／メディカルサイエンス社 等、著書多数。

●カバーデザイン／島田デザイン室 ●ブックデザイン／阿彦実奈

謹 告

本書は、主に著者の経験に基づいて得られた心電図の読み方、診断法を紹介するものです。これらの診断法および診断に基づく対応を個々の患者に適用する責任は各医師の上にあり、結果、不都合が生じた場合にも、著者ならびに出版社はその責を負いかねますのでご了承ください。

3秒で心電図を読む本

2010年3月25日 第1版1刷発行
2010年6月30日 第1版6刷発行

●著　者　山下武志
●発行人　藪 旅人
●発行所　株式会社メディカルサイエンス社
〒150-0002 東京都渋谷区渋谷1-3-9 東海堂渋谷ビル7階
Tel.03-6427-4501／Fax.03-6427-4577
http://medcs.jp/
●印刷・製本　日経印刷株式会社

Medical Science Co., Ltd. Printed in Japan
ISBN 978-4-903843-07-0 C3047